अँग्झायटी टाटा बायबाय

कवितांचा सचित्र संग्रह

किशोर व तरुणांसाठी

ताराचे ५० उपाय ज्यांच्या मदतीने वाघूने अँग्झायटीवर विजय मिळवला

(माझ्या कुटुंबाच्या शिकवणींवर आधारित)

द्वारा:	पराग ध्रुव पांडेय
सह-लेखक:	चॅट जीपीटी
सह-चित्रकार:	मिड्जर्नी एआई
मराठी अनुवादक:	डॉ. सुप्रिया सहस्रबुद्धे

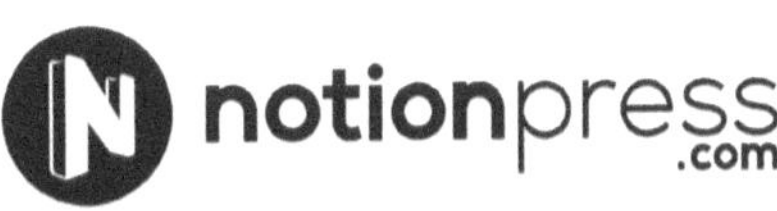

Copyright © Parag Dhruva Pandey 2024
All Rights Reserved.

ISBN 979-8-89322-821-2

या पुस्तकाबद्दल

मी ठामपणे म्हणत नाही, पण किशोर व तरुणांसाठी अँग्झायटीचा सामना करणे व तिच्यावर मात करणे यावर माझ्यासारख्या पन्नाशीतल्या सर्वसामान्य व्यक्तीने *जनरेटिव्ह आर्टिफिशियल इंटेलिजन्सच्या* मदतीने तयार केलेले सचित्र कवितांचे बहुधा हे पहिलेच पुस्तक असेल.

५० उपाय का?

या मार्गांनी एका प्रिय व्यक्तीला बरे होण्यास मदत झाली म्हणून व ते आशीर्वाद पुढे इतरांपर्यंत पोचवावेत म्हणून. शिवाय, काही वर्षे विश्वसनीय संदर्भग्रंथांतून व आमच्या अनुभवांतून मिळालेले सर्व साहित्य एका ठिकाणी सहज उपलब्ध व्हावे, अशी माझी इच्छा होती. मानसिक स्वास्थ्यासाठी आपल्याला नेहमी वाटते त्यापेक्षा अधिक बहुपेडी प्रयत्नांची आवश्यकता असते.

किशोर व तरुण का?

अलीकडे त्यांच्यापैकी अनेकजण मानसिक स्वास्थ्याच्या समस्यांशी झगडताना मला दिसतात व मला त्यांना मदत करायची आहे. शिवाय, ते लहान असताना त्यांना सुधारणे हा जगातील स्वास्थ्य सुधारण्याचा एक चांगला मार्ग आहे. अखेर, ते उद्याचे प्रौढ असणार आहेत.

साधी चित्रे व कविता कशासाठी?

त्यांच्यातील लोभसपणा व लय ताल यामुळे एक अवघड, अवजड विषय थोडा सोपा होऊन वाचकांपर्यंत अधिक सहजपणे पोचू शकतो. मला खात्री द्यावीशी वाटते की विषयतज्ज्ञ व तुमचे स्वतःचे संशोधन यातून तुमची तांत्रिकता व गद्य यांच्या गरजा अधिक चांगल्या रीतीने पूर्ण होऊ शकतील.

आर्टिफिशियल इंटेलिजन्सची मदत कशासाठी?

स्पष्ट सांगायचे तर, आम्हाला मिळालेली शिकवण व्यक्त करण्यासाठी लागणारे या प्रकारचे कौशल्य माझ्याकडे नव्हते आणि इतक्या योग्य किंमतीत ते उपलब्धही नव्हते.

तारा आणि वाघू का?

कारण, माझ्या मुलीच्या समर्थक गटातल्या हुशार किशोरीची तारा प्रतिनिधी आहे. तिचे विषयाचे ज्ञान व स्वीकार यांची विलक्षण पातळी पाहता मानसिक स्वास्थ्याविरुद्धच्या लढाईमध्ये ती अपरिहार्य होती. वाघू हा वाघाचा बछडा त्या छोट्या आणि कणखर प्रिय व्यक्तीचा प्रतिनिधी आहे. तिच्या मानसिक व भावनिक अडचणींकडे नक्कीच दुर्लक्ष तरी झाले असते किंवा त्यांच्याबद्दल दुसऱ्याच काही चुकीच्या कल्पना करून घेतल्या गेल्या असत्या.

महत्त्वपूर्ण अस्वीकरण

या लेखनातील कोणतीही गोष्ट अर्हताप्राप्त तज्ज्ञाचा सक्षम वैद्यकीय सल्ला किंवा उपचाराचा आवश्यक कोर्स वा पद्धत म्हणून मानू नये. माझ्या परिवारातील या शिकवणी किंवा निष्कर्ष आहेत व चांगल्या हेतूने ते सर्वांपुढे आणले आहेत.

मानसिक आजार ही एक गंभीर गोष्ट आहे, आणि अचूक मूल्यमापन व उचित उपचार यासाठी योग्य आरोग्य तज्ज्ञांचा सल्ला तत्परतेने घेणे महत्त्वाचे आहे.

मात्र, या पुस्तकातल्या मजकुराविषयी तुम्ही तुमच्या डॉक्टरांचे किंवा उपचारतज्ज्ञांचे मार्गदर्शन नक्कीच घेऊ शकता.

प्रकटन

यातील तुम्हाला दिसणारे प्रत्येक फायनल स्पष्टीकरणात्मक चित्र हे माझे कल्पनाचित्र, *मिड्जर्नी* हे *जनरेटिव्ह एआय टूल* वापरून विविध इमेजेसमधून मी *कॅन्व्हामध्ये* संपादित व मी रचना केलेले असे आहे.

प्रत्येक फायनल कवितेमध्ये मी *चॅट जीपीटीचा* वापर करून निर्माण केलेल्या अनेक आराखड्यांतून अंश आणि भाग उसने घेतलेले आहेत. याचा हेतू असा की माझ्या परिवाराचे अनुभव व शिकवणी व्यवस्थित व्यक्त करता याव्यात.

जनरेटिव्ह एआय टूलमधून मला मोठे साह्य व क्षमता मिळाली आहे आणि त्याबद्दल मी कृतज्ञ आहे. हे काम पूर्ण करण्यासाठी गेले आठ महिने मी पुष्कळ सामग्री जमवली व त्यामध्ये स्वतःला गुंतवून घेतले. शिवाय, या सर्व टूल्सचा मी शुल्क भरून वापर केला आहे. त्यामुळे, मला त्यांचे परवाने व वापराच्या अटी यांमध्ये मोठी मोकळीक मिळाली आहे.

<u>ताराचे ५० उपाय</u>

हे 'उपाय' महत्त्वाच्या एखाद्या विशिष्ट क्रमाने आलेले नाहीत. प्रत्येकाचा उपयोग दुसऱ्याइतकाच महत्त्वाचा ठरला आहे.

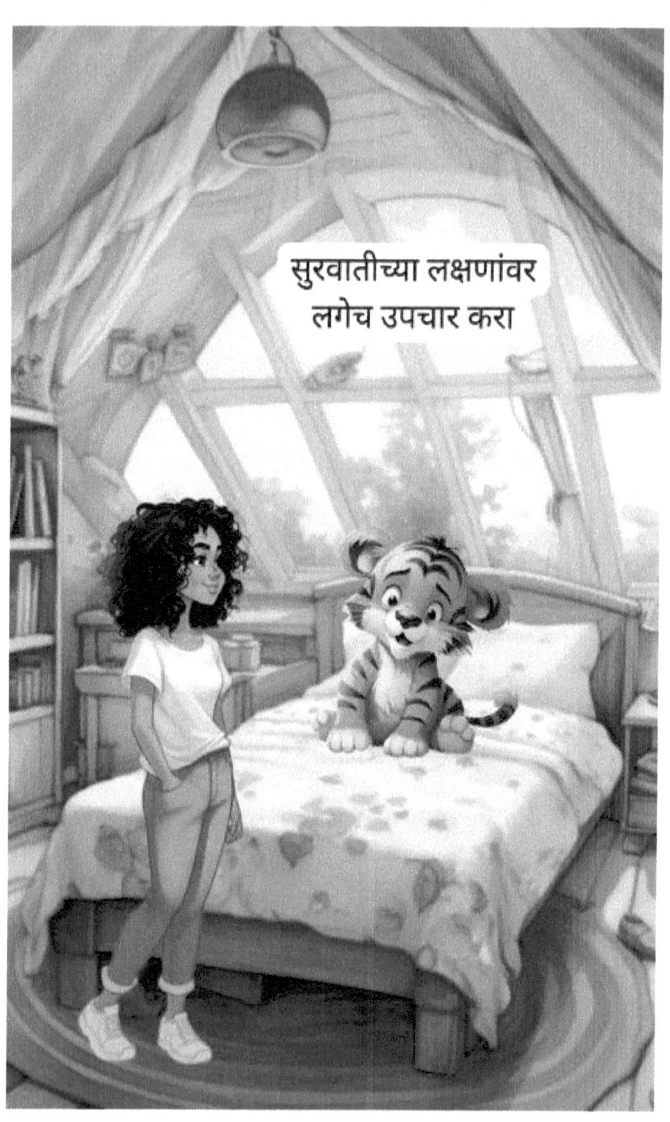

अँग्झायटी टा टा बाय बाय

सुरवातीच्या लक्षणांवर लगेच उपचार करा

सुरवातीच्या लक्षणांवर लगेच करायचे उपचार,

निद्रानाश, हृदयाची धडधड, श्वास खूप जोरदार,

ॲसिडिटी, अस्वस्थपणा, भोवळीची भावना होणार,

मनाचा गोंधळ, अधीरपणा आणि *फोबियाही* दिसणार.

वजनात घट आणि वेदना, भीतीत भर घालणार,

लक्षणांवर उपचार केवळ वेदना शमवायला नसणार,

विश्वास ठेवा, शरीर-मन एकरूपच असतं,

जसं मन शरीराला सहज बरं करतं -

बिलकुल तसंच, बरं का, शरीर मनाला बरं करतं.

म्हणून तातडीनं लक्षणांवर काम आपण करूया,

मुळावरच काम करून रोग बरा करूया,

लक्षात ठेवा, आराम हाच अखेर आपला आधार,

आणि फार फार महत्त्वाचे लक्षणांवर उपचार.

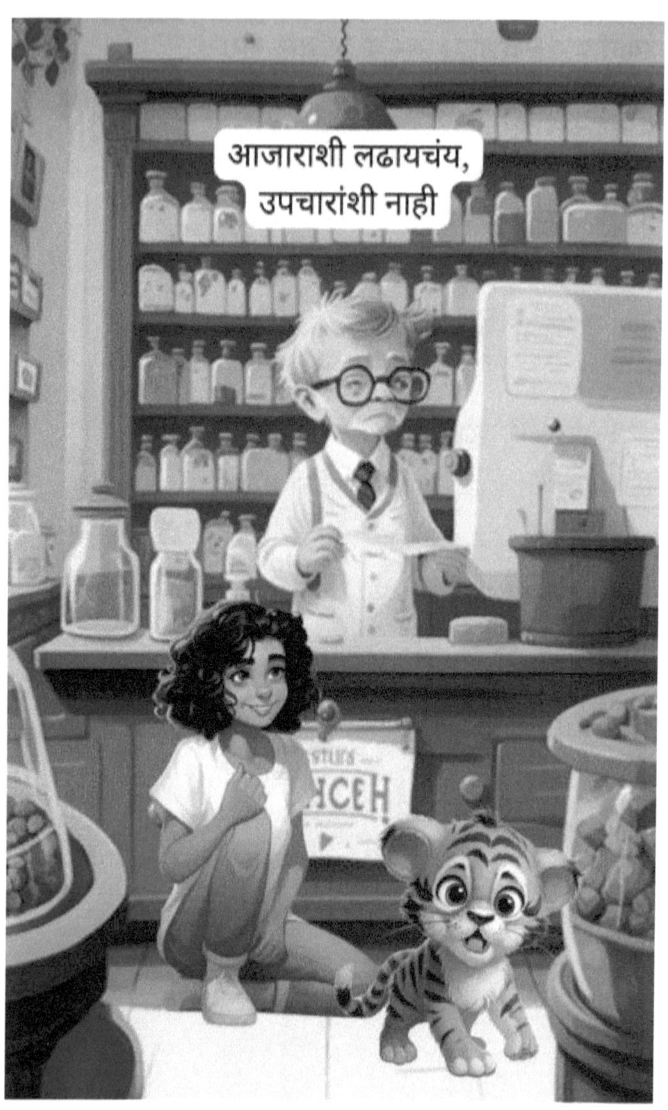

अँग्झायटी टा टा बाय बाय

आजाराशी लढायचंय, उपचारांशी नाही

कधी सारखं सारखं वाटेल उदास आणि निराश,
पण, आपलं आपण झगडण्याचा नको अट्टाहास,
तत्परतेनं डॉक्टरांचा सल्ला अंमलात आणायचा,
बावळटांच्या सूचनांना भाव नाही द्यायचा.

म्हणतिल, "डॉक्टर लबाड, तुझे पैसे वाया जायचे",
अडाण्यांच्या त्या शब्दांकडे लक्ष नाही द्यायचे,
या गोळ्यांचे कध्धी तुला व्यसन नाही लागणार,
मेंदू राहील तल्लख आणि उत्साही तू राहणार.

त्यांनी घडवलीय रामबाण या गोळ्यांची किमया,
मदत, आधार देऊन तुला करणार निरोगी त्या,
आजाराशी लढायचंय हं, उपचारांशी नाही,
विश्वास ठेव मनात, बरं का, शंका नको काही.

लक्षात ठेव, डॉक्टरांचं सगळं सगळं ऐकायचं,
चुकुन सुद्धा इकडं तिकडं मुळीच नाही पळायचं,
अवचित बिघाड होऊ शकतात, ध्यानात हे धरायचे,
म्हणून आपले आपण बंद, बदल असे नाही करायचे.

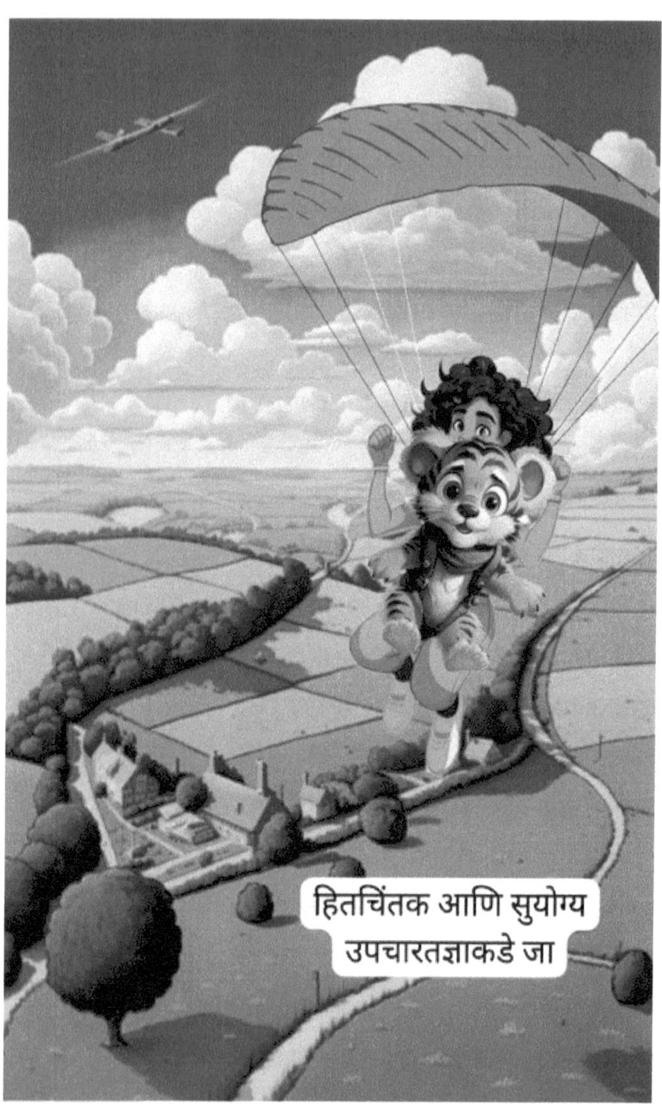

अँग्झायटी टा टा बाय बाय

हितचिंतक आणि सुयोग्य उपचारतज्ञाकडे जा

एक निष्ठावंत उपचारतज्ञ उत्तम मार्गदर्शक असतो,

स्निग्ध नजरेतूनसुद्धा तो सहवेदना दर्शवतो,

उभारी देते ती मनाला, आश्वासनही गात्रांना,

चिंतेच्या या वाटेवरती ठेचकाळत चालताना.

म्हणतात याला काहीजण 'अस्वस्थता स्वातंत्र्याची',

अप्रिय, एक प्रकारे, पण 'आठवण पुनर्विचाराची',

आधाराचा हात धरून जीवनाचे पुनरुज्जीवन करताना,

केवढी मोलाची संधी मिळते नव्या चैतन्याने फुलायला.

हे जणू समर्थ गाइडच्या हाताला धरून *पॅराग्लाइडिंग* करणे,

आठवण काळजात ठेवण्यासारखी दुर्मिळ सफर करणे,

उत्सुक अपेक्षांचे झोत, थरार उंचीवरून उतरण्यातला,

भयाचा हलकासा क्षण पाय धरणीवर टेकण्यापूर्वी तरळणारा.

उपचारात तज्ञ आणि सुयोग्य तो गुरू हितचिंतकही असावा,

एकत्र विश्वासाची भरारी घेण्यासाठी स्वतःला त्याच्याकडे सोपवा,

आणि मग खाली दृढ भूमीवर जेव्हा पाउल टाकाल,

लाभलेल्या नव्या शक्तीला जीवनभर जपून ठेवाल.

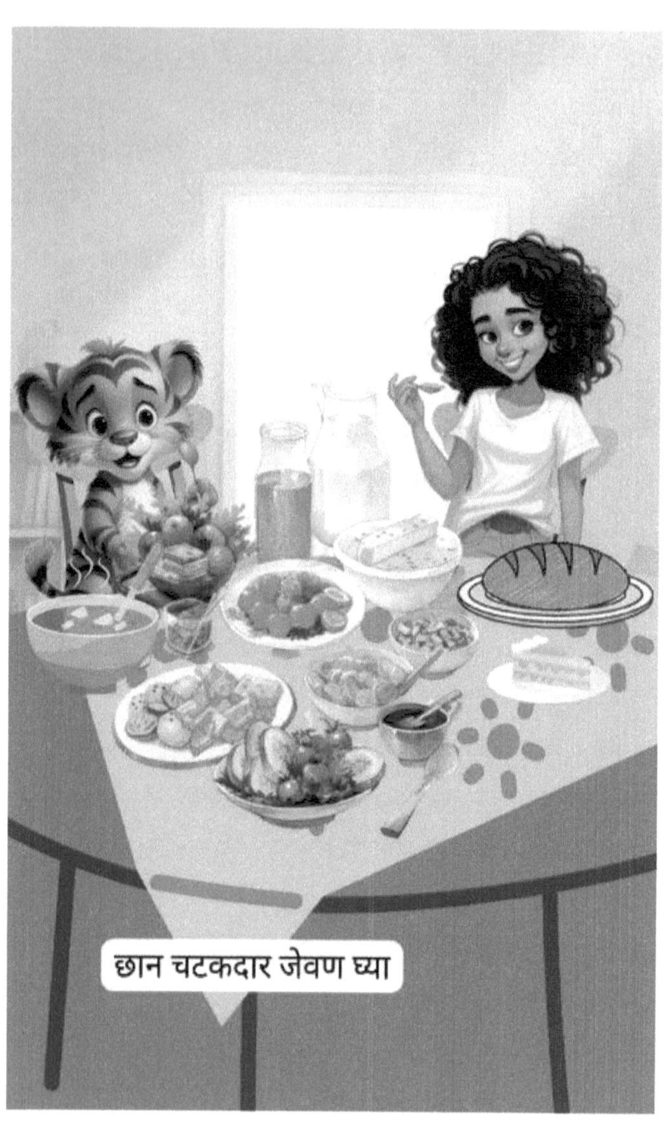

अँग्झायटी टा टा बाय बाय
छान चटकदार जेवण घ्या

छान चटकदार जेवण घ्या

मनात जेव्हा अस्वस्थतेचं वादळ घोंगावतं,
तेव्हा उद्भवते भीती, भूक अन् पचन मंदावतं,
पण छान चमचमीत जेवण मनाला मेजवानी देतं,
पोषण करतं, तंदुरुस्त करतं आणि स्वत्वही देतं.

अन्नाचा गंध मोहवतो, रुची शांतवते, प्रेरणा देतात रंग,
किती आल्हादक दृश्य, विविध स्वादांचा मेळ अंतरंग,
प्रत्येक घास कसा एक सुंदर संदेश असतो,
जीवनाचा प्रत्येक आनंद लगेच घ्यायचा असतो.

घ्या आस्वाद प्रत्येक घासाचा, आनंद द्या संवेदनांना,
जोडत नाते सुखाच्या लाटांशी, करा चिंतेचा सामना,
मिळेल प्रेम आणि संजीवन तुम्हाला तुमच्या ताटलीतून,
मन होईल हलके आणखी जगणे जाईल बदलून.

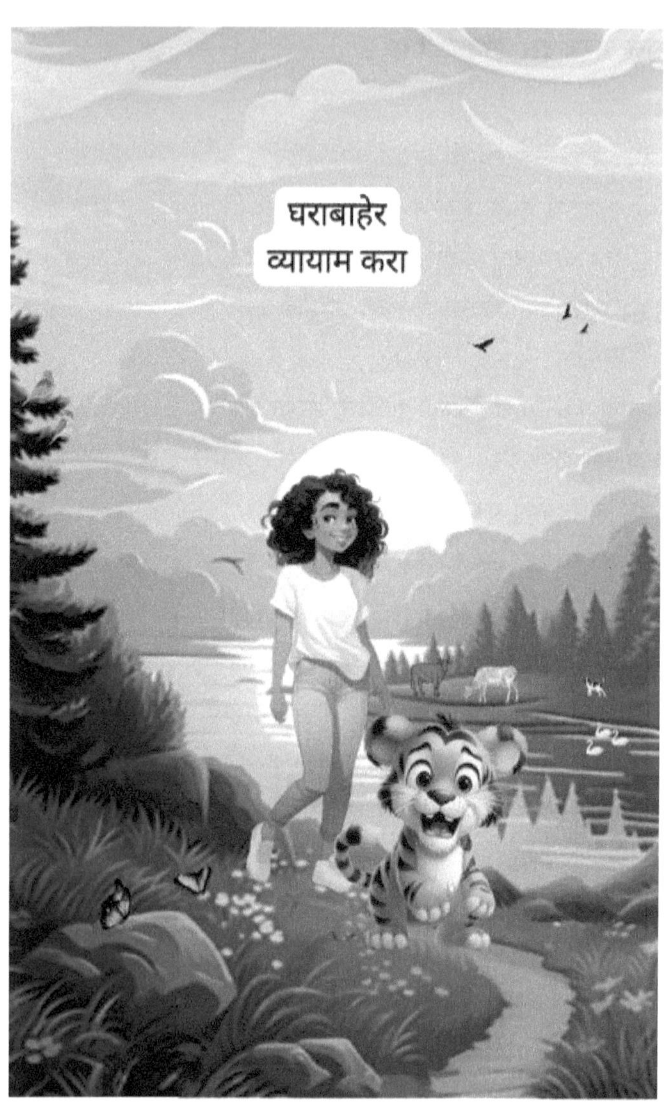

अँग्झायटी टा टा बाय बाय

घराबाहेर व्यायाम करा

सायकल चालवा, धावा, किंवा खेळा, नाही तर चाला,
निर्मळ निसर्गाच्या भेटीत चिंता राक्षस पळवुन लावा,
दीर्घ श्वास घेत रहा अन् निसर्गदृश्यात रमून जा,
भीती, पीडा टळतिल सगळ्या, मिळेल तुम्हाला ताजेपणा.

जेव्हा तुम्ही प्रदेश धुंडाळाल ताजे आणि उत्साही,
तेव्हा असहायता तुम्हाला हतबल करू शकणार नाही,
प्रत्येक पावलावर तुम्हाला सावधानता मनाची मिळेल,
आणि चैतन्यमय, दक्ष अशी मानसिकताही घडेल.

व्यायामामधून अशा *फेरॉमोन* आणि *सेरॉटॉनिन* स्रवतात,
शरीरात ही नैसर्गिक रसायनं मनाला चेतना देतात,
मग हृदय होतं बळकट, आणि स्नायूंना लाभते स्थिरता,
मग तुम्ही निश्चयीपणाची दृढ शक्ती अनुभवता.

निसर्गाचा अनंत विस्तार आणि सौंदर्य कालातीत त्याचं,
देत आहे वचन त्या थोर सर्वसमर्थाच्या कृपादृष्टीचं,
प्रत्येक पावलावर अन् लहरीवर मिळतो आत्मविश्वास,
आणि दूर केली जातेय सगळी काळजी आणि सर्वच त्रास.

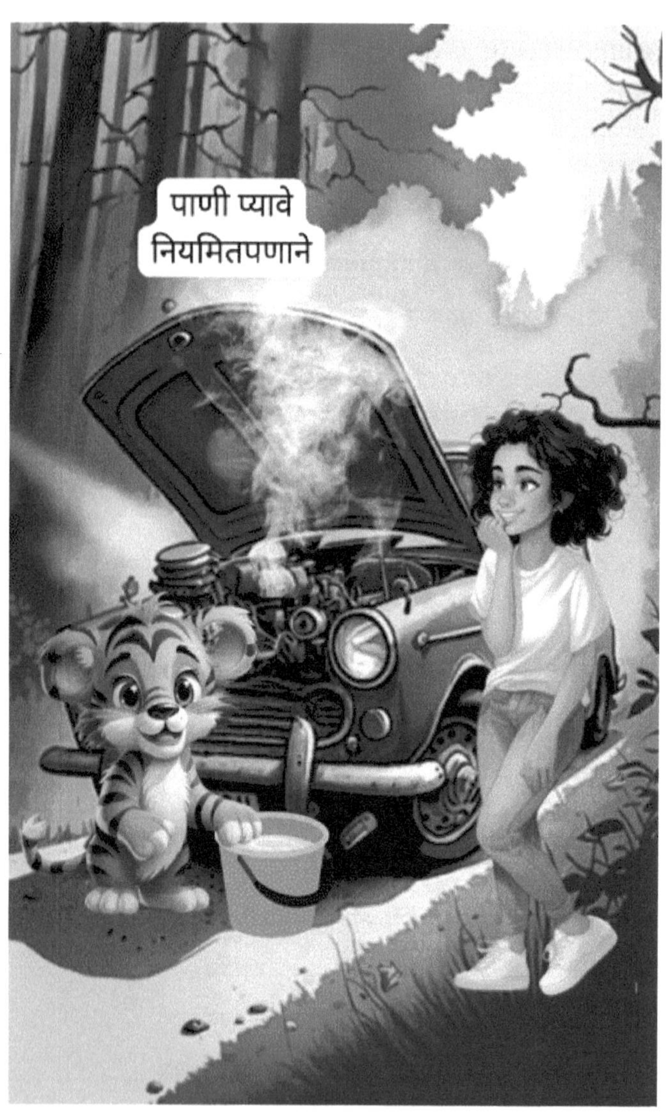

अँग्झायटी टा टा बाय बाय

पाणी प्यावे नियमितपणाने

कधी चिंतेचा भार पडतो तुमच्यावर भारी,
पाण्याचे फायदे सिद्धच झालेत खरोखरी,
तुम्ही जर असता इंजिन, सारखे पळतच राहणारे,
पाणीच असते मग तुमच्या *रेडिएटरला* थंड करणारे.

पाणीच असते तुमच्या वेदना- संवेदनांना शांतवणारे,
आपल्या दुःखमुक्तीच्या शक्तीने तुम्हाला बरे करणारे,
शिवाय, ऊर्जेचा आणि शक्तीचा उगम पाणीच असते,
अन्न, हवा, सूर्यप्रकाशाप्रमाणे लढायला मदत करते.

मैदानावरच्या सशक्त *एथलीटचे* करायचं अनुकरण,
आणि शक्तिदायी तुमच्या *इलेक्ट्रोलाइट्सवर* ठेवायचं नियंत्रण,
पाण्याच्या निर्मळ ओघाशी संयोग करून त्यांचं नियमित भरपाई करा,
आणि चिंतेची तीव्रता कशी कमी होते हे पहात रहा.

खनिजे आणि पाणी होऊदे तुमची ढाल तलवार,
दुर्दैवाशी लढण्याकरता त्यांची मदत होणार,
पुरेसे आणि व्यवस्थित पाणी घेणे हा राजमार्ग आहे,
अधिक निरोगी, अधिक सुखाचा तो रामबाण उपाय आहे.

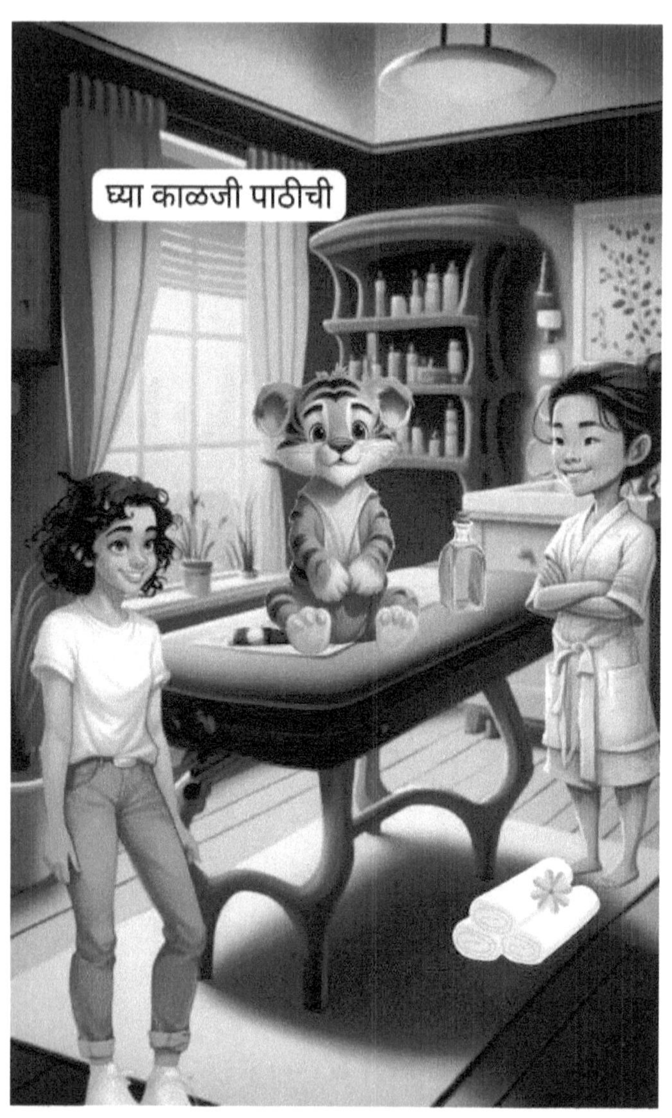

अँग्झायटी टा टा बाय बाय

ध्या काळजी पाठीची

प्राचीन काळापासून योगतज्ञांनी सांगितलं आहे,
अलीकडच्या डॉक्टरांनी तर सिद्धच केलं आहे,
मनाचं नि पाठीच्या कण्याचं नातं गहिरं आहे,
एक जर तंदुरुस्त तर दुसरा कणखर आहे.

म्हणून, पाठीच्या कण्याला मालिश देत चला,
ताण द्या, आराम द्या, टळेल सारी बला,
शरीरठेवण सुधारा, परिश्रम व्यायाम करा,
शरीर आणि मन बुलंद, दैवी करणी पहा.

पाठ ठेवा ताठ आणि कणा करा मजबूत,
बुद्धी आणि भावनांना शक्ती मिळेल अद्भुत,
लवचिक असेल पाठ तर मन राहते समतोल,
जिवाला मिळते शांती तशी, गोष्ट ही अनमोल.

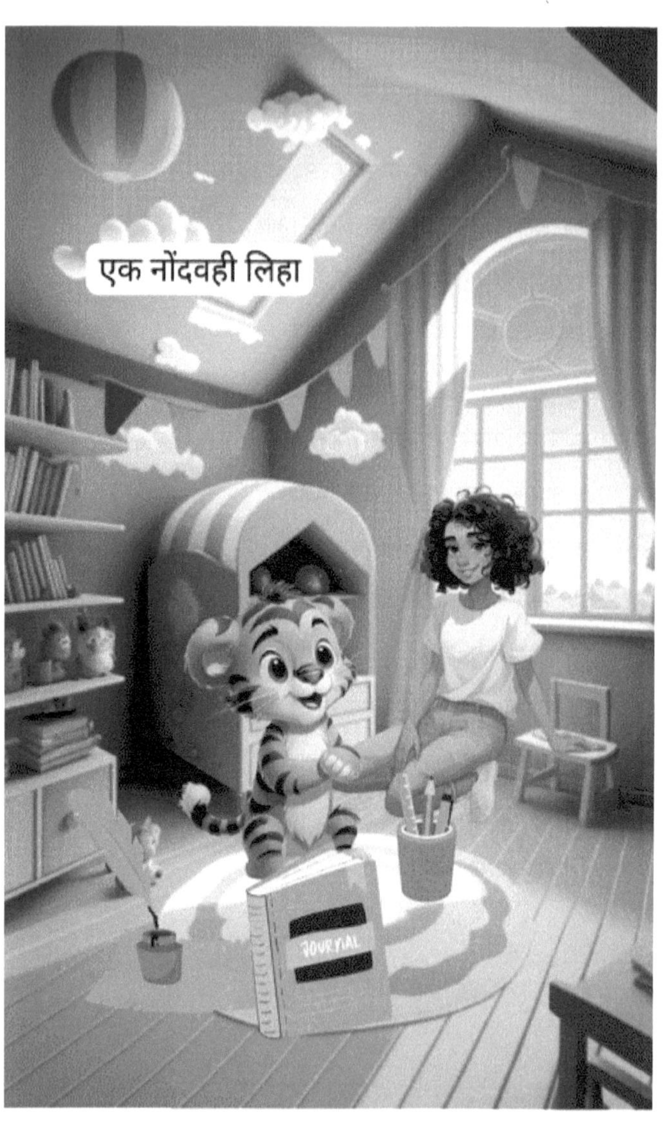

अँग्झायटी टा टा बाय बाय

एक नोंदवही लिहा

उपचारतज्ज्ञ सांगतील नोंदवही लिहायला,

प्रसंग काही मांडायला आणि अनुभव सांगायला,

वेळोवेळची परिवर्तने, वेदनाही नोंदवायला,

आराम देणाऱ्या कृतींचे प्रकार समजवायला.

स्वप्नांत आणि मनोराज्यांत कधी इशारे असतात,

काही क्षणिक विचार चमकून निसटलेले असतात,

लेखणी उचलून स्मरण करून कागदावर ते उतरवा,

प्रगतीचा अहवाल करा अद्ययावत आणि घ्या आढावा.

चिंतामुक्तीच्या प्रवासात तुमची कहाणी तुम्ही विणता,

अनेक क्षणांचे टाके, काही उलट, काही सुलट टाकता,

नोंदवहीत या कहाणीत उमटेल तुमचे सुंदर चित्र,

भीतीचा सामना कराल, तुम्ही व्हाल चिंतामुक्त.

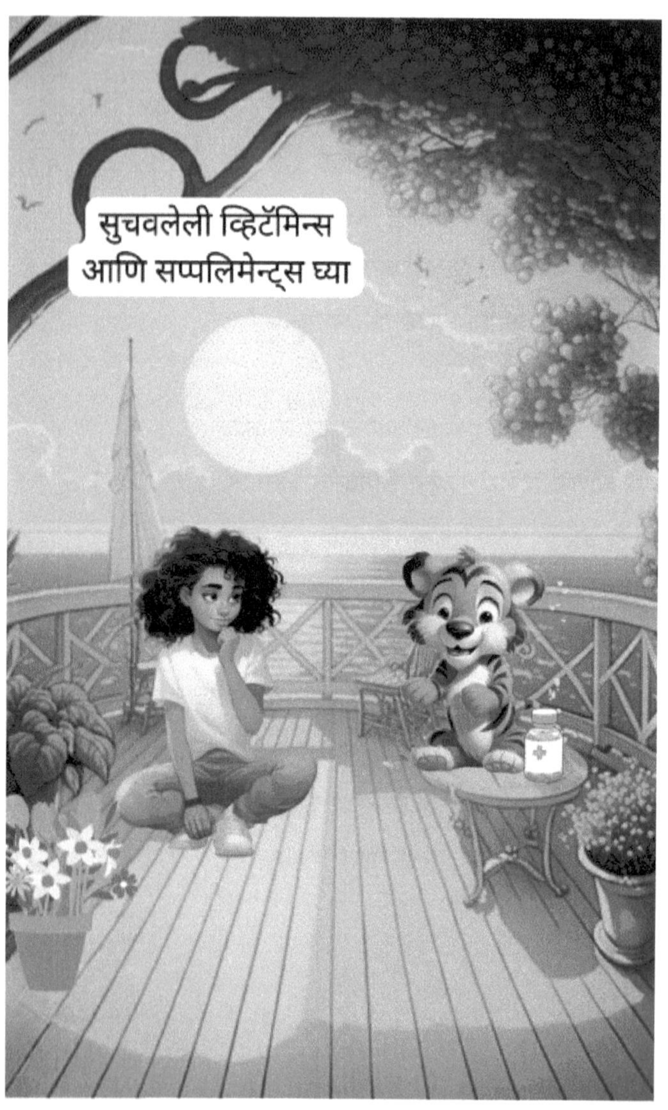

अँग्झायटी टा टा बाय बाय

सुचवलेली व्हिटॅमिन्स आणि सप्पलिमेन्ट्स घ्या

जेव्हा तुमच्या मनाला घेरतो ताण आणि तणाव,

पूरक औषधे हाच असतो आरामाचा उपाय,

मात्र साऱ्या उपचाराचा हा फक्त एकच भाग आहे,

चिंतामुक्तीसाठी आणखी उपचार करणे भाग आहे.

शांत वेदनामुक्तीसाठी *मॅग्नेशियम* देते आराम,

झिंक घेते मनाची काळजी, जणू जादुई काम,

बी व्हिटॅमिन देते शक्ती, लढते थकव्याबरोबर,

ओमेगा फॅट्स मेंदूचे मदतनीस, रोकतात जळजळ खरोखर.

सी व्हिटॅमिन रोगप्रतिकारक, संपवते ताण,

डी व्हिटॅमिन वाढवते छान *हार्मोन्सचे* प्रमाण,

नर्व्ह आणि हृदयासाठी *कॅल्शियम* अन् *पोटॅशियम*,

आयर्न देते जोश, तशी ऊर्जा आणि दम.

शक्तीसाठी वरदान आहे बरोब्बर *डोसांचे*,

जादा नाही, कमी नाही, *कोर्सनुसार* घ्यायचे,

उपचार, व्यायाम, झोप आणि ध्यानसुद्धा जोडीला,

सगळ्या सुटतिल समस्या, मग शांती मिळेल जिवाला.

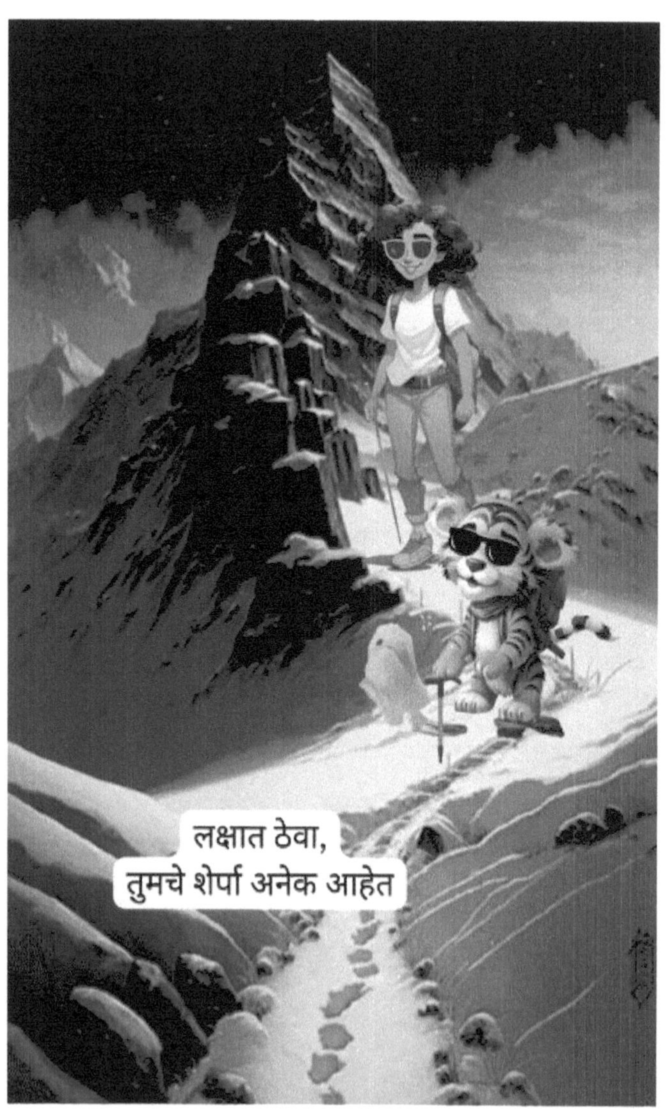

अँग्झायटी टा टा बाय बाय

लक्षात ठेवा, तुमचे शेर्पा अनेक आहेत

जेव्हा विश्वास नष्ट होतो आणि पावलं जड होतात,

आणि नशिबानं जणू असतो सोडून दिलेला हात,

तेव्हा मुळी घाबरू नका, तुमचे शेर्पा अनेक आहेत,

कठीण वाटेवर ते तुमचं बोट धरून नेणार आहेत.

भार वाहण्याची क्षमता आणि एकनिष्ठ हृदय घेऊन,

ते राहतील तुमच्याबरोबर अगदी सुरवातीपासून,

त्यांची मैत्री घट्ट आणि सोबत उत्साह देणारी,

ते देतील अखंड साथ, जरी असेल रात्र ही अंधारी.

हा चढण प्रवास कठीण पण भरपूर आहेत लाभही त्याचे,

लाभतात ते चढणाऱ्याला अन् शेर्पाही असतात वाटेकरी त्याचे,

साथीला जर असतील तुमचे परिवार, मित्र, शिक्षक, डॉक्टर,

तर आंतरिक प्रेरणेसह कराल तुम्ही ते उंच शिखर सर.

फक्त रहा सावध मात्र भोंदू फसव्या लबाडांपासून,

कारण घेतात ते प्रयत्नांनी नाजुक मनाला शोषून,

तुमचे शेर्पा तुम्ही अगदी काळजीपूर्वक निवडा,

एकत्र मग धैर्याने यशाचे शिखर चढा.

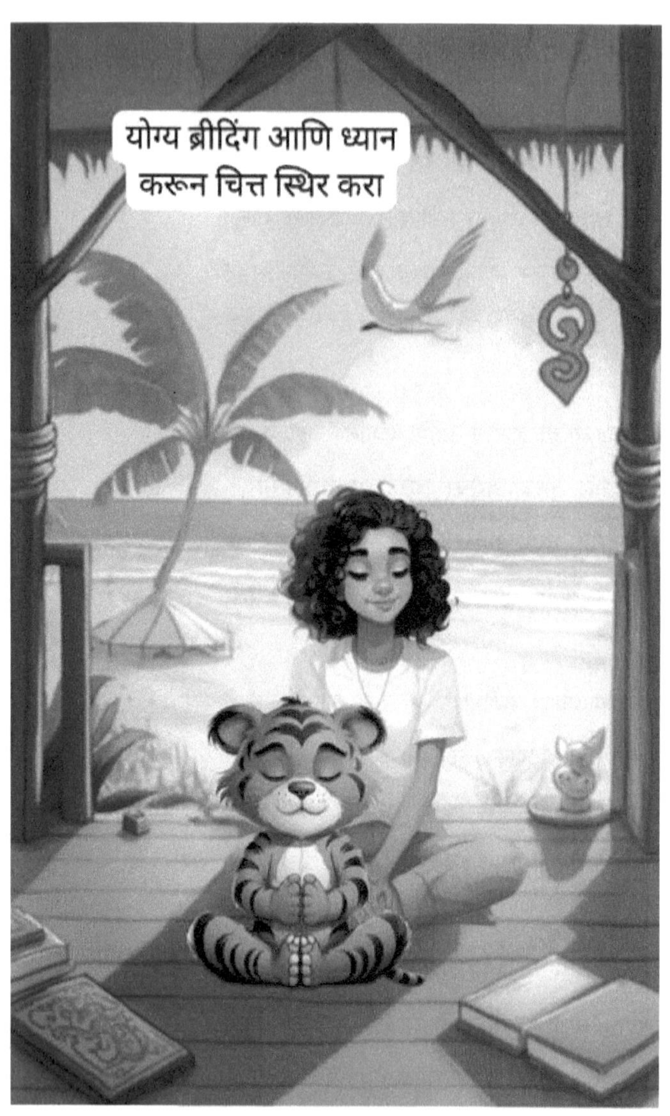

अँग्झायटी टा टा बाय बाय

योग्य ब्रीदिंग आणि ध्यान करून चित्त स्थिर करा

श्वास घ्या, श्वास सोडा, शांत करणारा ध्वनी,

सजग मनाचे ध्यान, ही तुमच्यासाठी पर्वणी,

बॉक्स-ब्रीदिंग देते शांती आणि आराम तुम्हाला,

योग देतो शक्ती, रोगमुक्ती शरीर व मनाला.

औदासिन्य म्हणजे गतकाळाबद्दल पश्चाताप,

चिंता आणते भविष्याविषयी भीती आणि ताप,

पण श्वास असतो स्थिर, देतो सदा साथ,

ठेवतो वर्तमानात, आणि तारून नेतो सुखात.

भीती आणि तणावात हृदयाची वाढते गती,

*हायपरव्हेंटिलेशन*चा वेगही तेव्हा होतो अती,

पण मनाची सजगता देत रहाते तुम्हाला दृढता आणि विश्रांती,

 लाभते मग मनाला, श्वासाला अन् त्रस्त हृदयाला शांती.

श्रांत, क्लांत अशा तुमच्या अस्वस्थ मनाला शांतवण्यासाठी,

मनाच्या या सजगतेवाचून दुसरी कोणतीही नाही प्रभावी गुटी,

अधिकाधिक जितकी कराल तुम्ही मानसिक सजगतेची भक्ती,

गवसेल मार्ग निरामय उल्हसित, लाभेल प्रसन्नतेची शक्ती.

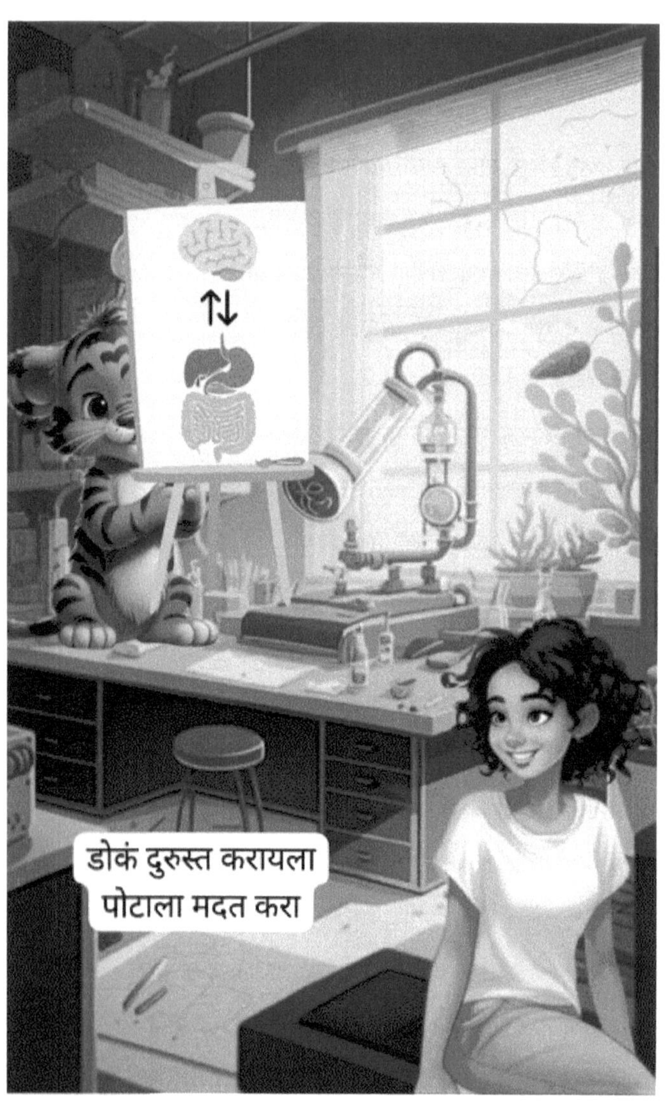

अँग्झायटी टा टा बाय बाय

डोकं दुरुस्त करायला पोटाला मदत करा

तुमच्या पोटातसुद्धा, बरं का, दुसरा मेंदू असतो,

तुमच्या मनाशी तो बघा सारखा सारखा बोलतो,

शक्तिशाली हा पोट-मेंदू अंतर्ज्ञानी असतो,

डोक्यामधल्या मेंदूला तो छान जोडून राहतो.

प्रीबायोटिक्स, **प्रोबायोटिक्स** देती आनंद पचनाला,

स्वस्थ तंदुरुस्त ठेवती नैसर्गिक अन्नपदार्थ त्यांना,

राहावेत मेळाने पोटातिल *अॅसिड* आणि पित्त,

मग *व्हिसेरा* राहील सुरक्षित, आणि तुम्ही रोगमुक्त.

मन-पोट अक्ष *व्हॅगस-नर्व्ह* सुपरहीरो पहा,

त्याची सेवा व्यायामाने नेहमी करत रहा,

पोषण, रोगमुक्ती कशात? पूर्वज सांगत आले,

वापरा बघू हरितद्रव्य, हळद अन् मसाले.

जेव्हा कधी डोके तुम्हाला तिरसटलेले वाटते,

 पोटाला मदत करा, तो मनाला ताजे करते,

 कारण आत, खोल त्यांची आहे मैत्री, भागी,

अक्कल, बळ, आशावाद ही तिचीच आहे देणगी.

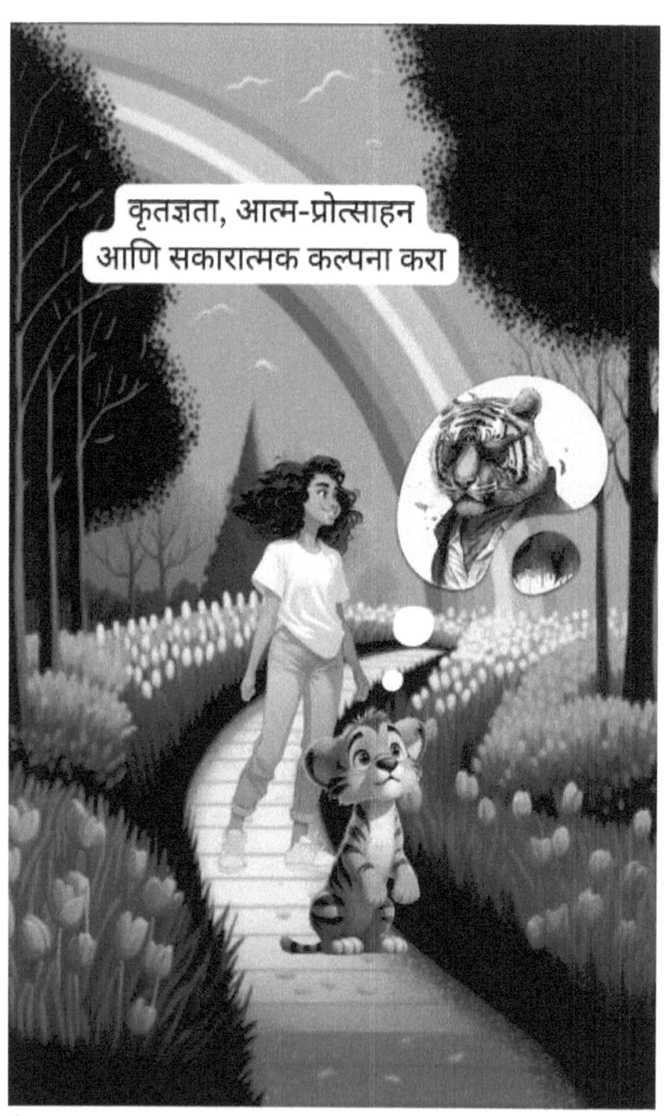

अँग्झायटी टाटा बाय बाय

कृतज्ञता, आत्म-प्रोत्साहन आणि सकारात्मक कल्पना करा

भीती आणि शंकांच्या पकडीत असतानाच कधी कधी,

वाट मिळते व्याधीतून मुक्त होण्याची, मनःशांतीची,

आपल्या शक्तीची खात्री स्वतःलाच दृढपणे द्यावी,

मग सशक्त हृदयाने पटते स्वतःला स्वतःची ओळख नवी.

आंतरिक कृतज्ञतेनं जीवनाच्या देणग्या ओटीत घ्या,

भीतीच्याऐवजी प्रेम आणि आनंदाचे मधुरस प्या,

प्रत्येक सूर्योदयाला जवळच्या शुभाचे दर्शन घ्या,

स्वीकारा हा मंत्र सुखाचा, तम-खेद सारे टाकून द्या.

घ्या तणावांच्या पल्याडच्या त्या कल्पनाचित्राचे दर्शन,

ते भविष्य प्रकाशमय, जिथे होते झाकोळाचे विलयन,

प्रत्येक पावलावर म्हणत राहा - "होणार स्वस्थ हे जीवन",

"जिंकणार व्याधीवर, चमकणार मी", हे माझे स्वतःला दृढ वचन.

त्यांचे बोट धरा, जे दाखवतात मार्ग, निष्ठेने देतात साथ,

होतात सहभागी प्रेमाने या प्रवासातल्या सुखदुःखांत,

त्यांच्या एकजुटीने तुम्ही घडवू शकता मार्गही नवा,

मिळवू शकता ती शांती, जिचा सहवास सतत हवा.

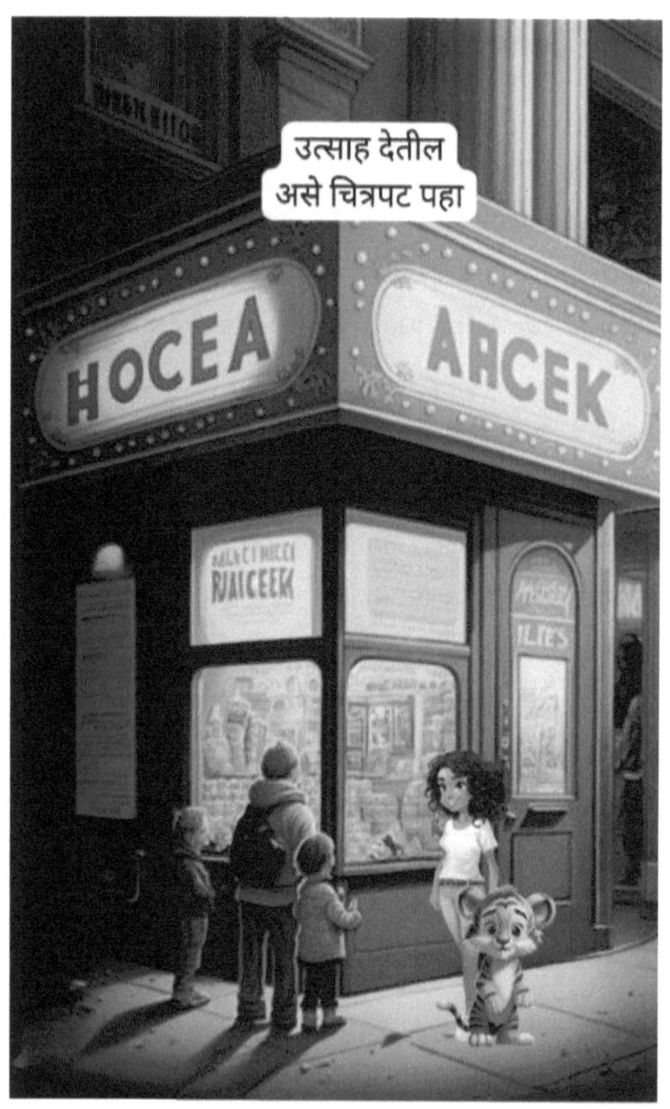

अँग्झायटी टा टा बाय बाय

उत्साह देतील असे चित्रपट पहा

जेव्हा चिंतेच्या क्षणांचे ओझे मनावर दडपण आणते,

एकदोन *पिक्सार* सिनेमातले कलेचे दर्शन उत्साह देते,

टर्निंग रेड आणि *इनसाइड आउट*चे चित्रांकन,

छान ताकद देते आणि करते भीतीचे निराकरण.

टर्निंग रेड मधून मुलीला नक्की समजावले जाते,

मोठे होत असताना आपले स्वत्व कसे उलगडते,

ती परिवर्तन स्वीकारते आणि पार करायला शिकते,

जीवनात निर्माण होणाऱ्या वाटा, रस्ते गुंतागुंतीचे.

इनसाइड आउट मध्ये मध्यवर्ती असतात त्या भावना,

आनंद आणि दुःखाच्या - अनुभवाव्या लागतात प्रत्येकाला,

एकत्र होतो त्यांचा रम्य, रंगीत, चमकदार आविष्कार,

देतो तो शक्ती - करण्याला सच्च्या भावनांचा स्वीकार.

तरीही, तुम्ही शोधा निरामय आणि तुम्हाला शांत करणाऱ्या कथा,

ज्यांच्याशी जुळेल तुमची अभिरुची आणि तुमची अनन्य व्यथा,

असे चित्रपट निवडा जे साधतील तुमच्या संघर्षाशी संवाद,

ज्यांच्या कथा देतील तुमच्या जीवनाला तेजाचा प्रसाद.

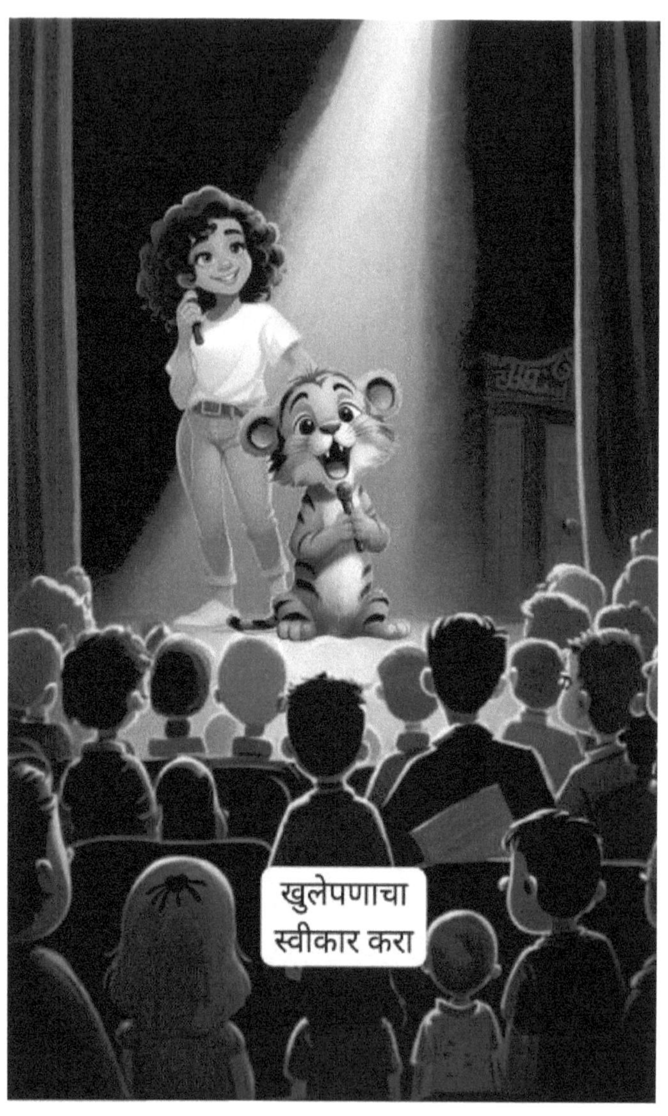

अँग्झायटी टा टा बाय बाय

खुलेपणाचा स्वीकार करा

उगीच अंधारात लपू नका, व्यक्त होणे टाळू नका,

खुलेपणाने वावरा, तुमचे सत्य जगात झळकवा,

चिंताग्रस्ततेमुळे बुजरे आणि भिडस्त बनता तुम्ही,

पण संघर्ष व्यक्त करून मात्र होऊन जाल निग्रही.

धास्तावणे म्हणजे नाही दुबळेपणा, नाही गुन्हा,

ती फक्त एक दुरवस्था, तुम्ही उभे रहाल की पुन्हा,

जिवलग व नातलगांना त्या व्यथेत करा सहभागी,

मग होऊ लागेल स्वीकार अन् अंतरंगात रोगमुक्ती.

असाल कामाच्या जागी वा घरी वा सामाजिक क्षेत्रात,

विश्वासू जिवलगांना करा सहभागी तुमच्या दुःखात,

ज्यांना   आहे तुमच्याबद्दल खरी काळजी आणि आदर,

जे नाही करणार शोषण वा आरोप, ना देणार अंतर.

जे तुम्हाला हसत होते, तुमच्या दुःखात आनंदी होते,

तुमच्या जीवनातल्या दुरवस्थेत सुरक्षितपणे दूर होते,

ते आहेत भोंदू लोक, जिवलग मित्रांचे वेषांतर केलेले,

उपेक्षा करा त्यांची, ते तर त्यांच्याच लबाडीत फसलेले.

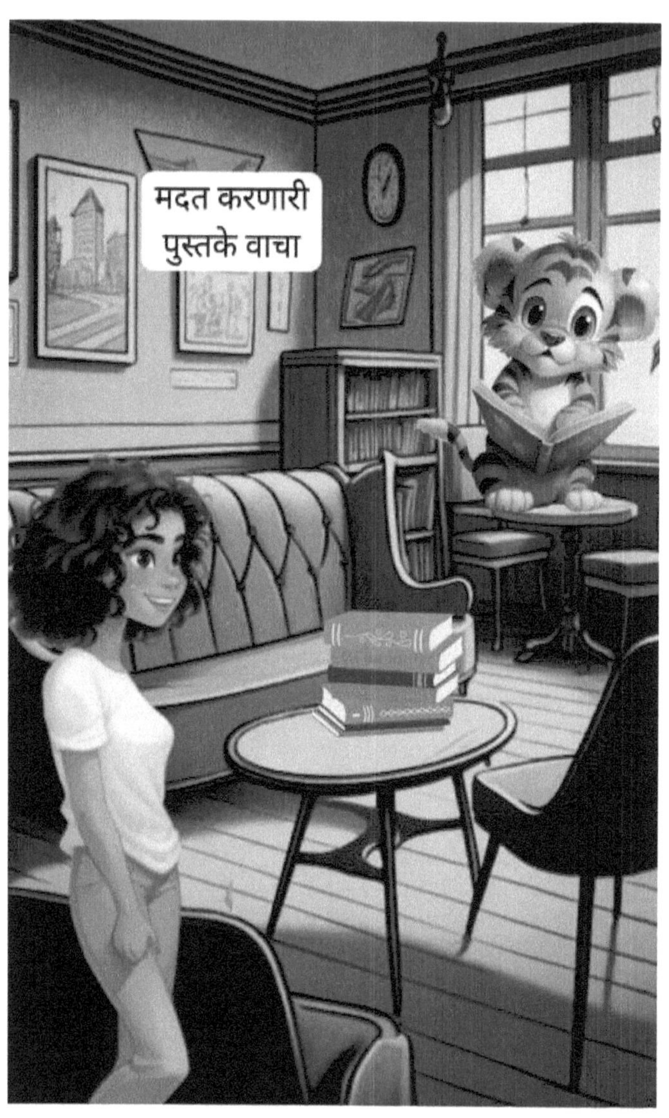

अँग्झायटी टा टा बाय बाय

मदत करणारी पुस्तके वाचा

पुस्तकांच्या जगात काही असतात अगदी मस्त,

चिंताग्रस्त तरुणांच्या गरजांसाठी ती उपयुक्त,

वन माइंड ॲट ए टाइम सांगते पुष्कळ युक्ती,

शिकवते आशावाद आणि देते लढायला शक्ती.

द ॲंग्झायटी वर्कबुक म्हणजे गाइडच आधार देणारे,

जेव्हा तुम्ही लपू पाहता त्या दिवसांत सोबत करणारे,

एक शिकवते व्यथा पेलणे, तर दुसरे कृती करणे,

दोन्ही अगदी अनमोल, हे खरे विश्वासाचे सांगणे.

द डेअरिंग बुक ... सांगते तुम्हाला धैर्याने पुढे जायला,

आपली आंतरिक जादू घेऊन आपली उद्दिष्टे गाठायला,

"जिथे तुम्ही जाता तिथे तुम्ही असता" संदेश देते,

ठाम राहून शांती शोधा जी प्रत्येक दिवसात असते.

आणि अखेर, कुठलाही असूदे विषय तुमचा,

निवडा पुस्तके, तुमच्या स्वप्नांना उपयोग ज्यांचा,

प्रत्येकाचे माप वेगळे, ही वास्तवता जगाची,

म्हणून - निवडा ती पुस्तके जी होतील दोस्त तुमची.

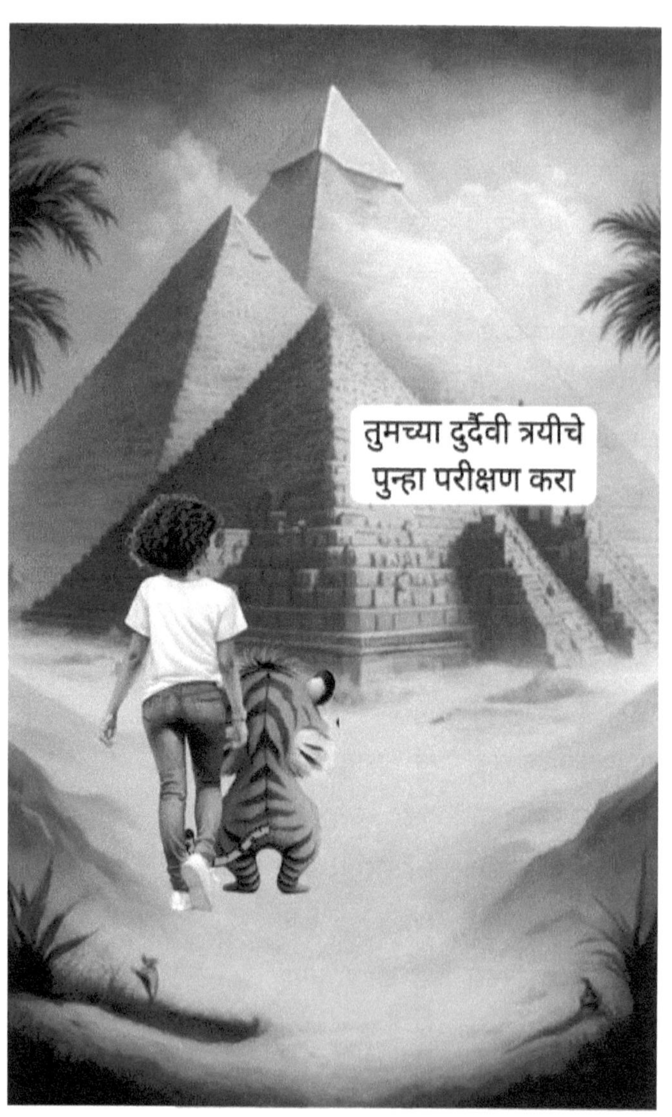

अँग्झायटी टा टा बाय बाय

तुमच्या दुर्दैवी त्रयीचे पुन्हा परीक्षण करा

युगानुयुगांपासून आपले पूर्वज कसे टिकून राहिले,
धोके नीट ओळखून, निराशावादातून विकसित झाले,
भयसूचक अंधाऱ्या आकाशाला ओळखून घेण्यामध्ये तो -
स्वयं-जपणुकीचा एक उत्क्रांतीचा मार्ग असतोच असतो.

या जटिल स्पर्धात्मक आणि कठोर निर्दय जगात अहोरात्र,
आपल्या भीतीच्या आगीत घातली जाते भर अगदी भयंकर,
तरीही या संशय नृत्यात तुम्ही काळजी हवी घ्यायला,
की त्या झाकोळाने निराशेत बांधून टाकू नये तुम्हाला.

"मी, माझे जगसुद्धा, माझे भविष्यही चांगले नाही",
ही आहे फक्त अपवित्र कल्पनेची एक दुर्दैवी त्रयी -
पण नका घाबरू, तुमच्याकडे नक्की आहे सर्व मोठी शक्ती,
जीवनाचे पुनःपरीक्षण करून, ते सुधारून उज्ज्वल बनवण्याची.

समुत्सुक कुतूहलातून नव्या घडणीतून तुम्ही पुढे चला,
शहाणिवेने पाठपुरावा करत, स्वतःचा विकास करा,
प्रत्येक पावलावर जीवनाचे नृत्य आणि प्रगती साधा,
तुमची आंतरिक शक्ती तेजस्वी चैतन्याने उजळवा.

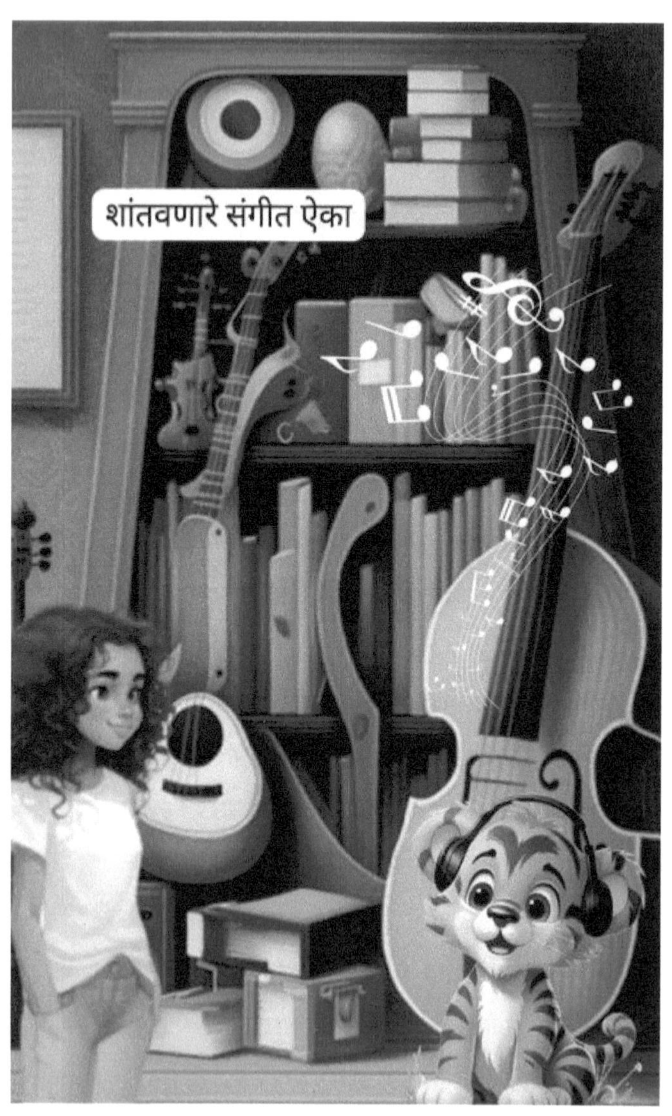

अँग्झायटी टाटा बाय बाय

शांतवणारे संगीत ऐका

आवाजाच्या दुनियेत आत्मा जोमाने विकास पावतो,
शांती *वेटलेस* कुजबुजते, अत्यानंद पसरतो,
*मार्कोनी युनियन*चा मृदुल, हळुवार सूर वेदनाशामक,
हृदयासाठी तो आराम आणि अज्ञाताला आश्वासक.

*दबूसी*च्या *'क्लेअर द ल्यून',* चं सौंदर्य कोमल,
चांदण्यातील *सेरेनेड,* तुमचे भय लोपवेल,
स्वप्नांच्या अंगाईप्रमाणे रात्रीला थोपटेल,
ताऱ्यांच्या उड्डाणासम चिंता पळवून लावेल.

*मोझार्ट*ची जादू, *'क्लॅरिनेट कॉन्सर्टो'* कसा मोहवतो,
आणि *'पियानो कॉन्सर्टो नंबर २१'* डोलायला लावतो,
मधुर सुरांचे नर्तन, त्यांची केलेली सौंदर्यशाली गुंफण,
तुमच्या मनातले झाकोळ टाकतात अगदी वितळवून.

खरं आहे की फरक असतो अभिरुची-आवडींमध्ये,
पण तरीही, शांतीचा शोध चालू ठेवलाच पाहिजे,
मागोवा घेत रहा झपाटणाऱ्या मंजुळ सुरांचा,
मनाला प्रशांती देणाऱ्या त्या परिपूर्ण स्वरांचा.

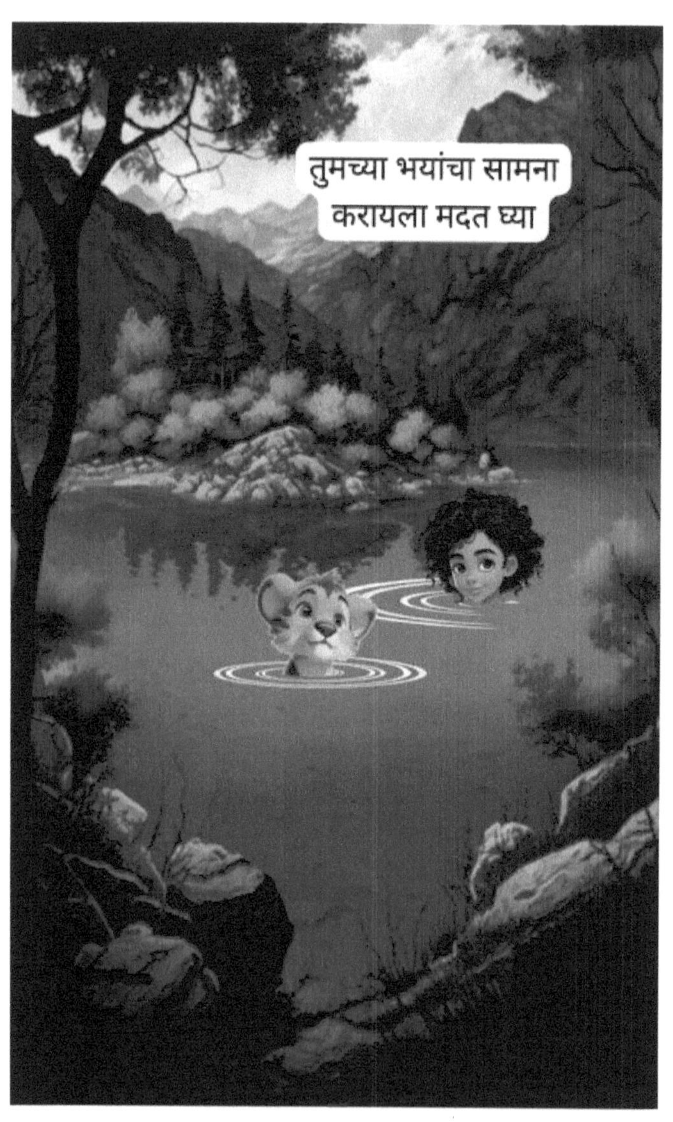

अँग्झायटी टा टा बाय बाय

तुमच्या भयांचा सामना करायला मदत घ्या

भयांचा सामना करणे वाटेल किती कठीण आणि भयप्रद,

पण ते आहे पहिले पाऊल, त्याची आहे निश्चित निकड,

आधी त्या भीती नीट शोधाव्यात, ती आहे पहिली किल्ली,

कुलूप काढून मिळेल मग तुमच्या कोंडलेल्या मनाला मुक्ती.

त्यापुढची मोठी गोष्ट म्हणजे भीती कबूल करणे,

त्यांच्या पल्याड जाणे आणि आपले पंख पसरणे,

कल्पना आहे सोपी पण पतन घडेल ही भीती,

तरीही, वास्तव नसेल इतके वाईट, ही शाश्वती.

आठवा बरं, जेव्हा तुम्ही पोहायला शिकलात,

केवढी भीती! तुम्ही आव्हानापुढे थरकापलात,

पण तुम्ही न घाबरता प्रयत्नच करत राहिलात,

मग - एक दिवस छान असा की तुम्ही मजेत तरंगलात.

चिंता आणि ताण बहुधा सारखेच असू शकतात,

निष्ठेने तोंड देण्यातून खूप सुखे वाट्याला येतात,

म्हणून - ठाम उभे रहा, ढकलून द्या सर्व चिंता आणि शंका,

पहाल मग चकित होऊन सुखी जीवनाचा केवढा आवाका.

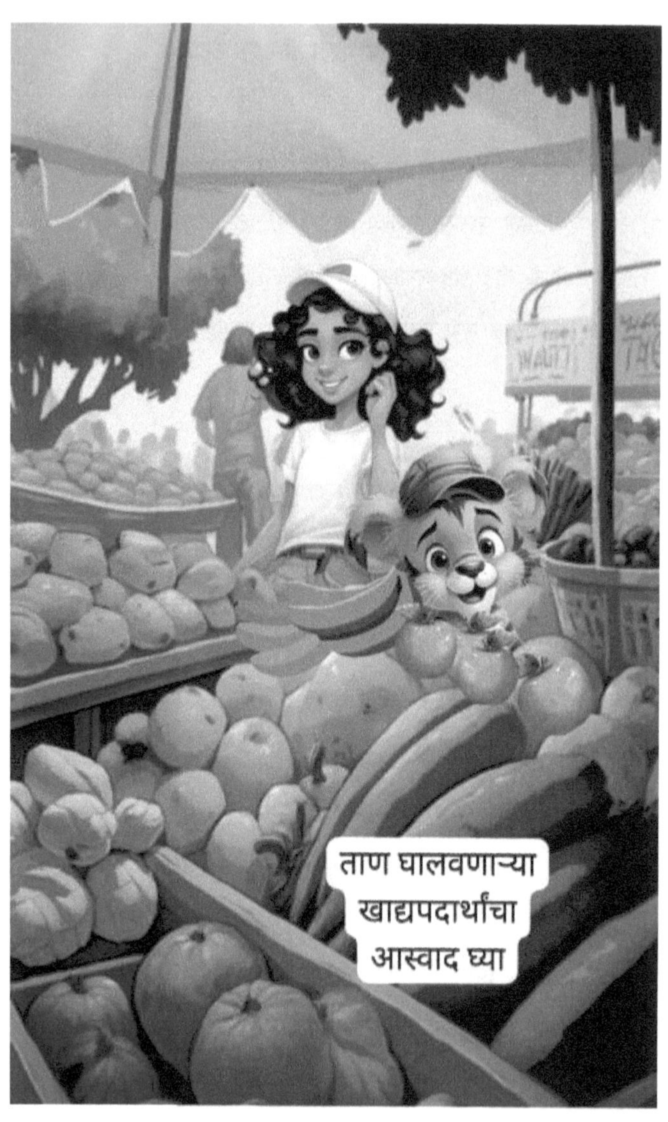

अँग्झायटी टा टा बाय बाय

ताण घालवणाऱ्या खाद्यपदार्थांचा आस्वाद घ्या

हिरव्या पालेभाज्या, कोबी, *ब्रोकोली* आणि फुलकोबी,

कोहळा, गाजर आणि बीट, हे सर्व आहेत शक्तिशाली,

दूध, अंडी, मासे आणि कोंबड्या-बदकासारखे पक्षी,

केशर आणि हळदीप्रमाणे देतील तुम्हाला छान पुष्टी.

केळी, अननस, पपई, संत्री आणि प्लम,

सफरचंद, कलिंगड, बेरी, चेरी, यम-यम,

जवस, बीन आणखी वाटाणेही चांगले,

कॅमोमाइल आणि लेमन टी याच यादीत आले.

नट्स, बिया आणखी गोड नसलेले *डार्क चॉकलेट*,

दही आणि *केफिर*, डॉक्टरांनी नावाजलेत,

लिंबू आणि *व्हिनेगर* आईच्याच पसंतीचे,

सेलेरी अन् धान्य-मोड, मसूरसुद्धा घ्यायचे.

पदार्थ हे तुमची चिंता दूर करतिल, मूड छान करतिल,

जळजळ, ताण दूर करून मनाचा भार उचलतिल,

प्रतिकारशक्ती वाढवतिल अन् सैल करतिल तणाव,

नर्व्ह होतिल शांत, लक्ष द्या, भरतिल सारे घाव.

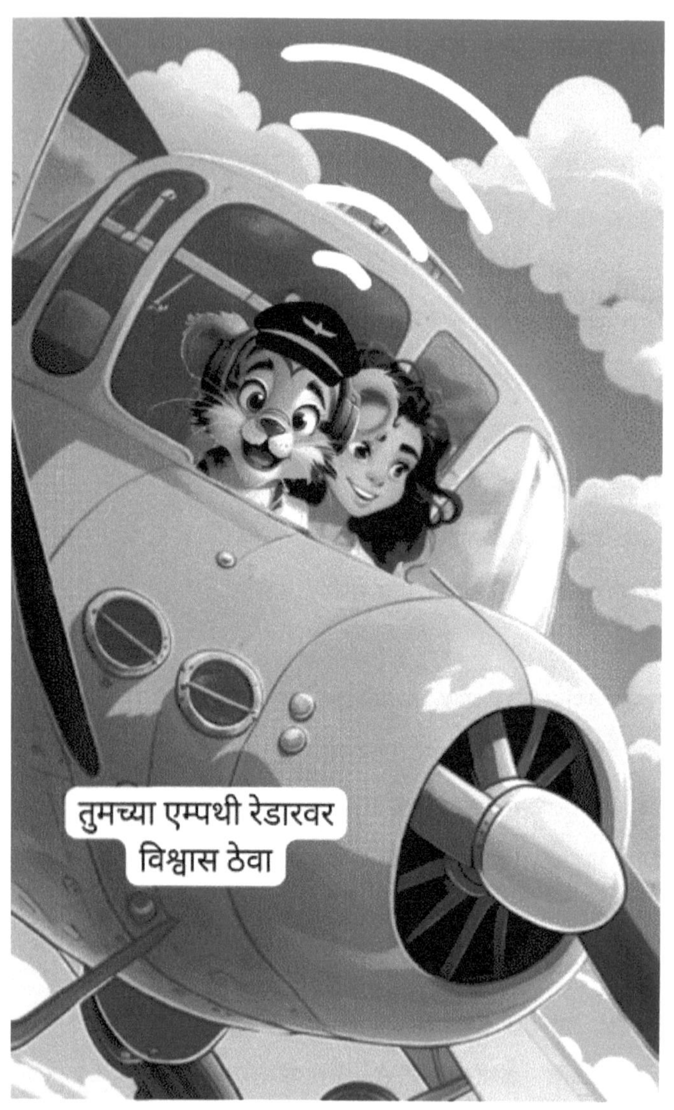

अँग्झायटी टा टा बाय बाय

तुमच्या एम्पथी रेडारवर विश्वास ठेवा

तुमचा *एम्पथी रेडार* चांगला दणकट आहे,

तो सांगतो की तुम्हाला कोणाची व कशाची मदत आहे,

भीती आणि शंकांमध्ये, अगदी ताण आणि तणावांत,

तो होकायंत्राप्रमाणे काटेकोरपणे देतो विश्वासू साथ.

पण काही वेळा तुम्ही त्याच्याबद्दल संकोच करता,

जसे मंचावर पाऊल ठेवताना मनोमन घाबरता,

जगातले लोक काय म्हणतील? वेडे म्हणतील?

किंवा तुम्हाला वेदना आहे हे स्पष्ट पाहतील?

तुम्ही ठेवाच तुमच्या *एम्पथी रेडारच्या* दिशेवर विश्वास,

तो तुम्हाला नक्की दाखवेल अनेक योग्य दुव्यांचा प्रवास,

जोडले जाल तुम्ही लोकांशी, कृतींशी, मिळेल आराम,

कराल मात दुबळेपणावर आणि मिळेल वेदनेला विराम.

चिंता तुम्हाला आत खेचते, ढळवते तुमचा विश्वास,

पण तुमचा *एम्पथी रेडार* सहजासहजी नाही ढळणार,

बहुशः तो बरोबर असतो, चुकतो फक्त काही थोड्या वेळा,

सांगा तुमच्या विश्वासू कुटुंबाला आणि गाणे त्याचे गा.

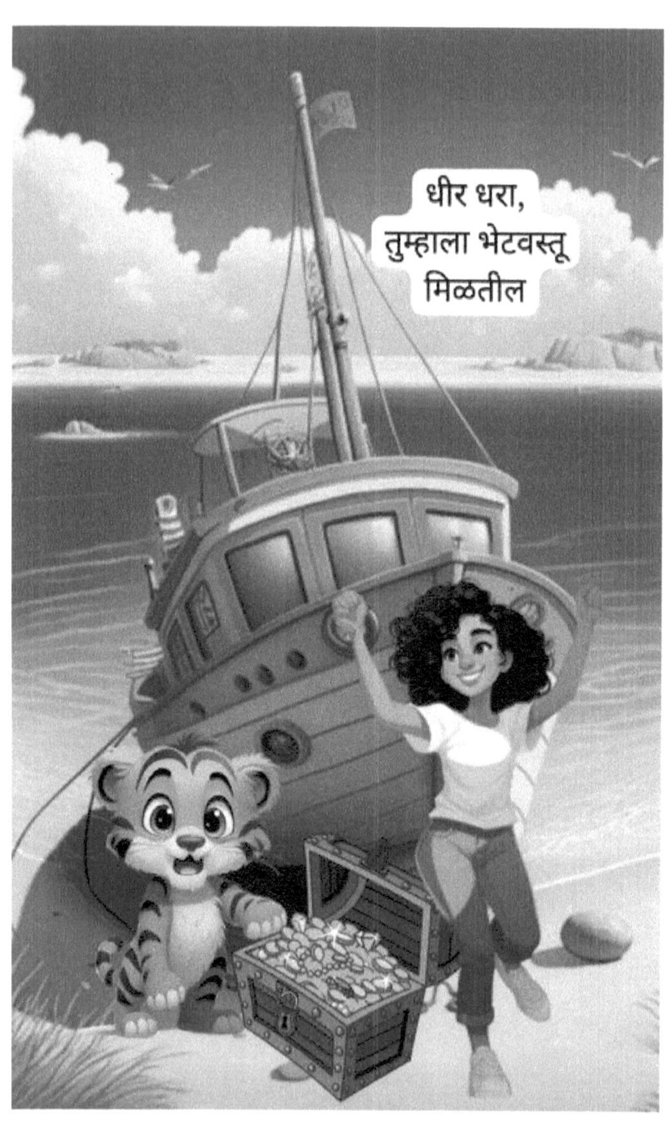

अ‍ॅग्झायटी टा टा बाय बाय

धीर धरा, तुम्हाला भेटवस्तू मिळतील

चिंतेच्या वादळातही देणग्या मिळाल्या किती मौल्यवान,

वाळूच्या राशींमध्ये लपलेले असंख्य अनपेक्षित उपहार,

ही क्षणभंगुर अवस्थाही नक्कीच जाईल निघून,

देऊन वरदाने विलक्षण, जीवनार्थही शिकवून.

संघर्षाच्या वावटळींत स्नेहबंध दृढतर झाले,

स्व-भान फुलले आणि आयुष्य तुमचे श्रीमंत झाले,

धुके जावे विरून तसे प्राधान्यक्रम स्पष्ट झाले,

नियंत्रणास्तव झगडताना भय स्वीकारले गेले.

स्वप्नांचा करताना पाठपुरावा प्रयत्नांना दिशा मिळाली,

कृपाप्रसाद कवळताना कृतज्ञतेला आत भरती आली,

रात्रीतून चमकावे तारे तसे खरे हितचिंतक मिळाले,

त्यांच्या स्थिर प्रकाशात कृतींना विश्वासदान मिळाले.

घ्या मागोवा श्रद्धा ठेवून या खजिन्यांचा जे अकथित,

करा रूपांतर चिंतेच्या विळख्याचे बहुपदरी ताकदीत,

प्रत्येक यात्रा दाखवत असते खंदक आणि उंच शिखरे,

वादळाच्या अंतरात असतात समृद्धीची दडलेली बीजे.

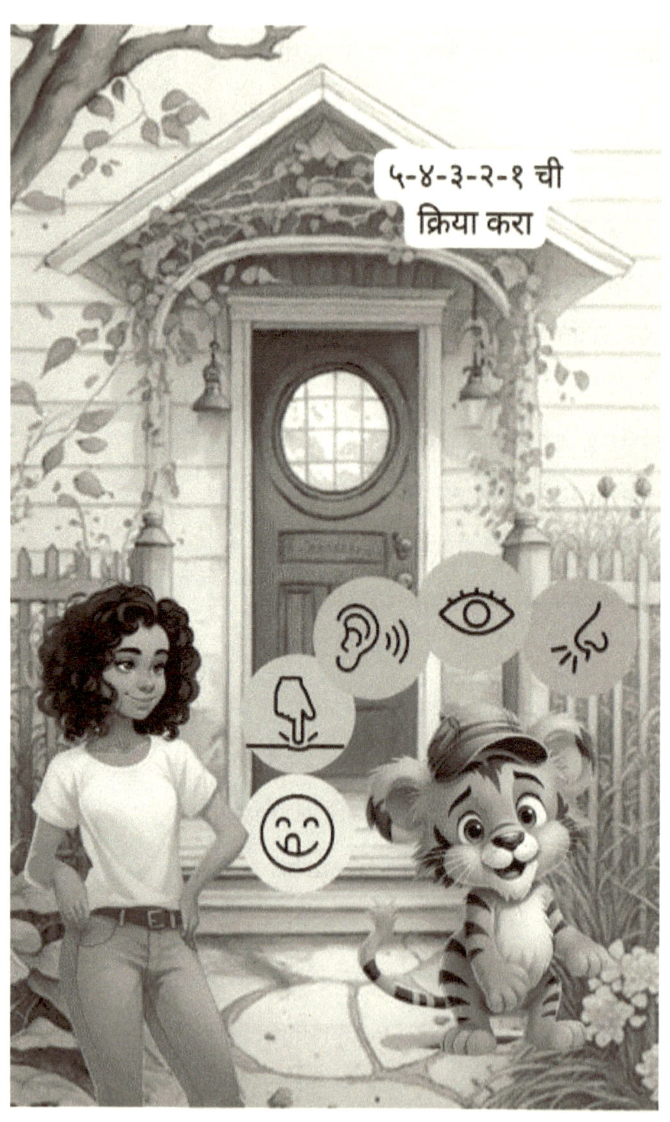

अँग्झायटी टा टा बाय बाय

५-४-३-२-१ ची क्रिया करा

जेव्हा तुम्हाला उदास आणि अगदी एकाकी वाटेल,

तीव्र हृदयाची धडधड व व्याकुळपणा वाढेल,

५-४-३-२-१ची क्रिया देईल तुम्हा चेतना,

५ पर्यंत आकडे मोजत श्वास घ्या आणि सोडा.

मग पाहा आसपास आणि ४ गोष्टी शोधा,

त्यातून मिळणाऱ्या शांतपणाचा अनुभव घ्या,

नावे सांगा त्या एकेका वस्तूची, मोठ्याने,

काळज्या तुमच्या टळतील असे केल्याने.

नंतर ऐका ३ आवाज, स्पष्ट आणखी मोकळे,

ओळखा ते अन् सांगा मग स्वतःला ते काय होते,

मग नंतर स्पर्श करा, मऊ आणि कठिण अशा २ वस्तूंना,

त्यांचे पोत वर्णन करा, -- आणि तेवढं पुरेसं आहे पहा.

अखेर, एक खोल श्वास घ्या, आणि चव घ्या १ वस्तूची,

कदाचित ती गोड असेल, मसालेदार किंवा चमक आणणारी,

तिच्या वैशिष्ट्यपूर्ण स्वादावर, रेंगाळण्यावर लक्ष केंद्रित करा,

मनःशांती मिळेपर्यंत हा सारा क्रम चालू ठेवत रहा.

५-४-३-२-१ची क्रिया करते मदत मनाला स्थिर व्हायला,

वर्तमानात देते आधार आणि साह्य करते चित्त सैलावायला.

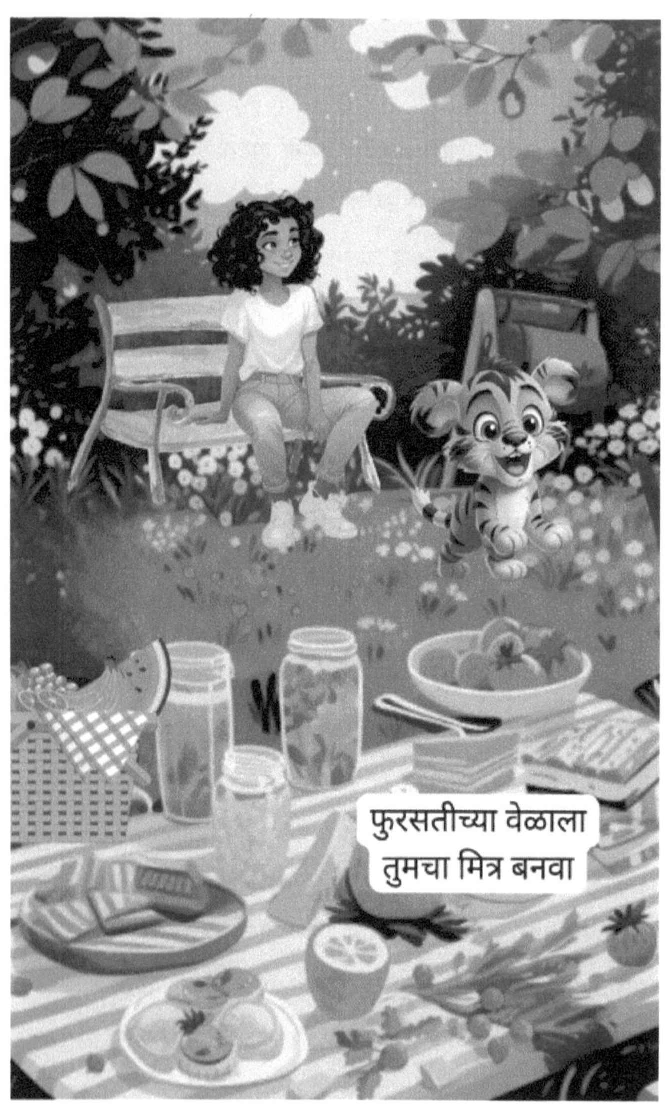

अँग्झायटी टा टा बाय बाय

फुरसतीच्या वेळाला तुमचा मित्र बनवा

जेव्हा भीती आणि शंका थैमान घालायला लागतात,

तेव्हा काही नव्या अतिरिक्त गोष्टी करण्याचे मोह होतात,

धावावे आणि उड्या माराव्या आणि त्यातच दिवस जावा,

वाटते की यामध्ये सारे अस्वास्थ्य, अप्रिय कटुपणा विरावा.

पण प्रक्षुब्ध वेग बहुधा तुमचा मित्र बनू शकत नाही,

ते मृगजळ असते, उद्दिष्टाच्या साधनापेक्षा काही नाही,

युक्ती अशी आहे की जर शांतिकाळ खरा मित्र बनेल,

तर मन दुरुस्त होईल आणि खरी विश्रांती मिळेल.

शांतीबरोबर जो त्रास येतो त्याचा करावा स्वीकार,

अन्यथा तो तसाच राहून, चिकटून करेल अपकार,

त्याला दूर निघालेल्या मित्राप्रमाणे वागवा काळजीने,

आणि मग दिसेल की लौकरच तो नाहीसा होईल वेगाने.

हळूहळू तुम्हाला समजेल की तुम्ही आहात स्वतंत्र,

शांतीचा अनुभव घ्याल आणि उमजेल शांतीचा मंत्र,

मग त्या शांतीमध्ये प्रारंभ करेल एक नवे जीवन,

तिथे असेल सक्षमतेची, शक्तीची जाणीव मनोमन.

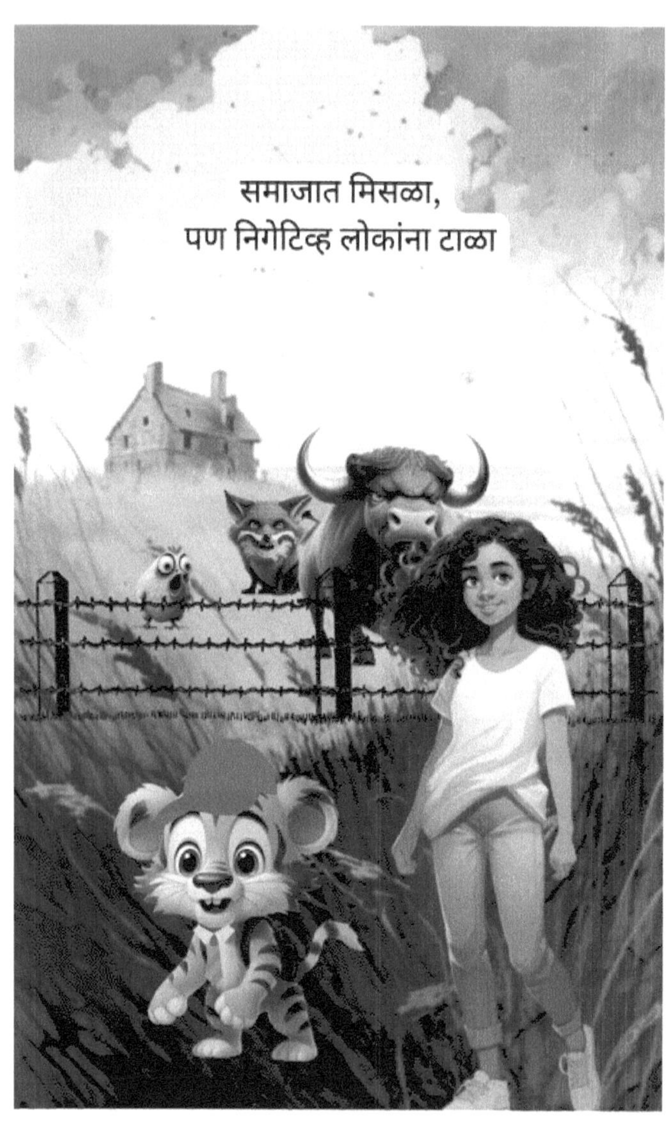

अँग्झायटी टा टा बाय बाय

समाजात मिसळा, पण निगेटिव्ह लोकांना टाळा

जेव्हा त्रास देणाऱ्या भावना मनामध्ये भरून येतात,

आसपास स्वार्थी, भित्री आणि रागीटवाणी माणसे असतात,

विवेकशून्य अन् नकारात्मक असे असते त्यांचे वागणे,

चेतवतात ती तुमची चलबिचल, वाढवतात ती तुमचे घाबरणे.

भडक उद्रेक आणि बडबडणे यातच त्यांना समाधान,

पण ढळते तुमचे अवधान आणि वाढत जाते असमाधान,

म्हणून - अशी माणसे जमवा भोवती आहेत जी बलवान,

मनात ज्यांच्या दयामाया आणि संगतीत सैल करतात ताण.

ओशाळवाण्या संकोचाने चेहरा कधी लपवू नका,

माणूसघाणेपणा करून एकाकीपणे राहू नका,

पाठ फिरवून जगाकडे विकार बरा होणार नाही,

मनामधला दुबळेपणा कधी अशाने जाणार नाही.

म्हणून - शाळेत किंवा कामाला जा, आणि लोकांत मिसळा,

ज्यांना तुमच्याविषयी आदर, प्रेम त्यांच्या सोबत राहा,

सकारात्मक वृती ज्यांची, त्या लोकांना शोधत राहा,

असे लोक खूपच छान, न्यायनिवाडा करत नाहीत,

प्रेमपूर्वक मदत तुम्हाला केल्यावाचून रहात नाहीत.

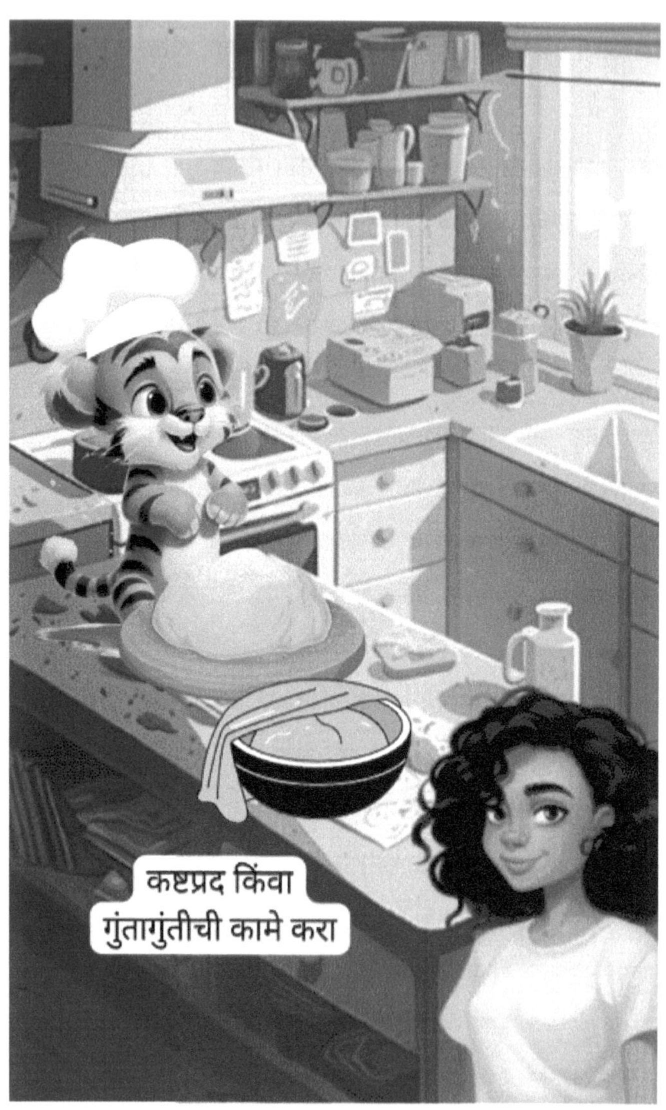

अँग्झायटी टा टा बाय बाय

कष्टप्रद किंवा गुंतागुंतीची कामे करा

जेव्हा ताण तुम्हाला कैचीत पकडतो व तणाव रोखून धरतो,

तेव्हा हातांनी काम करण्यामुळे ताणतणाव सैलावू शकतो,

जेव्हा तुम्ही कठीण कामात कणाकणाने गुंतवता तुमचे सर्व लक्ष,

शत्रूसारख्या पसरणाऱ्या निराशेच्या जाळ्याकडे करता येते दुर्लक्ष.

बारकाईच्या निरीक्षणाने आणि सुरक्षेची घेत काळजी,

चिकाटी न सोडता किती सुंदर करता येते निर्मिती,

मफलर विणता येतो किंवा *लेगो* विमान करता येते,

यातून मनाला आराम देत ताणातून सुटका शक्य होते.

स्वच्छ करा तुमचे कपाट, काळज्या जावोत वाहून,

नाही तर सोडवा अवघड शब्दकोडे मन लावून,

पत्त्यांचा मजेदार बंगला बांधा वा थोडी कणीक मळा,

प्रत्येक कामात जीव ओतल्यावर फुलतो मनाचा मळा.

रंग भरा आकृत्यांमध्ये किंवा खूप प्रेमाने रोपे वाढवा,

अशा कृतींमधून सजग मनोवस्था, अवधान मिळवा,

या कृती कष्टाच्या, पण देऊ शकतात सुखद शांतवन,

चिंतेच्या क्षणांमध्ये आराम आणि स्वास्थ्याचे वेदनाशमन.

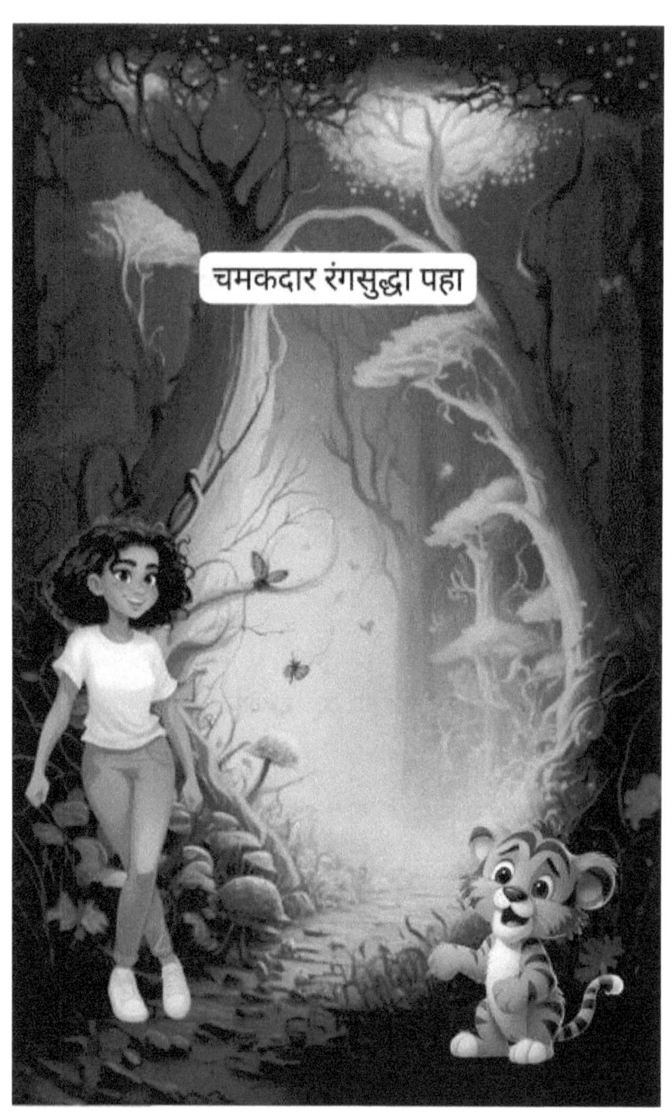

अँग्झायटी टा टा बाय बाय

चमकदार रंगसुद्धा पहा

जीवनाच्या अरण्यात रंग असतात गडद आणि चमकदार,

दोन्हीतून तुम्ही निवडा असे रंग जे तुमची दृष्टी ठरवणार,

झाकोळ पसरत असतो आणि अंधारात जग बुडते,

मात्र तेजस्वी रंगाकडून तुम्हाला मार्गदर्शन घडते.

निराशेने तुमचा प्रत्येक दिवस नासण्याची काही गरज नाही,

भ्रष्टाचार आणि अर्थव्यवस्थेतला गोंधळ असला जरी कितीही,

या गुन्ह्यांच्या दुनियेपासून, शोषणापासून तुमची नजर हटूदे,

तुमच्या खास स्वतःच्या चैतन्यमय विश्वाकडे ती नजर वळूदे.

यात आहेत नवीन शोध आणि कथा, ज्यातून मिळते प्रेरणा,

तुमच्या हृदयाला, बुद्धीला आणि हिंमतीला, देतील त्या चेतना,

आहेत अनेक अनोखे अनुभव, खरेखुरे हितचिंतक या विश्वात,

असे हास्यही ज्याचे प्रतिध्वनी गुंजतात निळ्या तेजस्वी नभात.

निर्मितिशीलतेचे छंद, व्यासंग, तंत्रज्ञानाची कृपा,

ज्ञान आणि कौशल्यातून तुमचा श्रीमंत अवकाश जपा,

घट्ट विणीचा परिवार आहे, निवडा चांगला सहवास,

करुणा आणि प्रगतीसह होऊदे सुखी जीवनप्रवास.

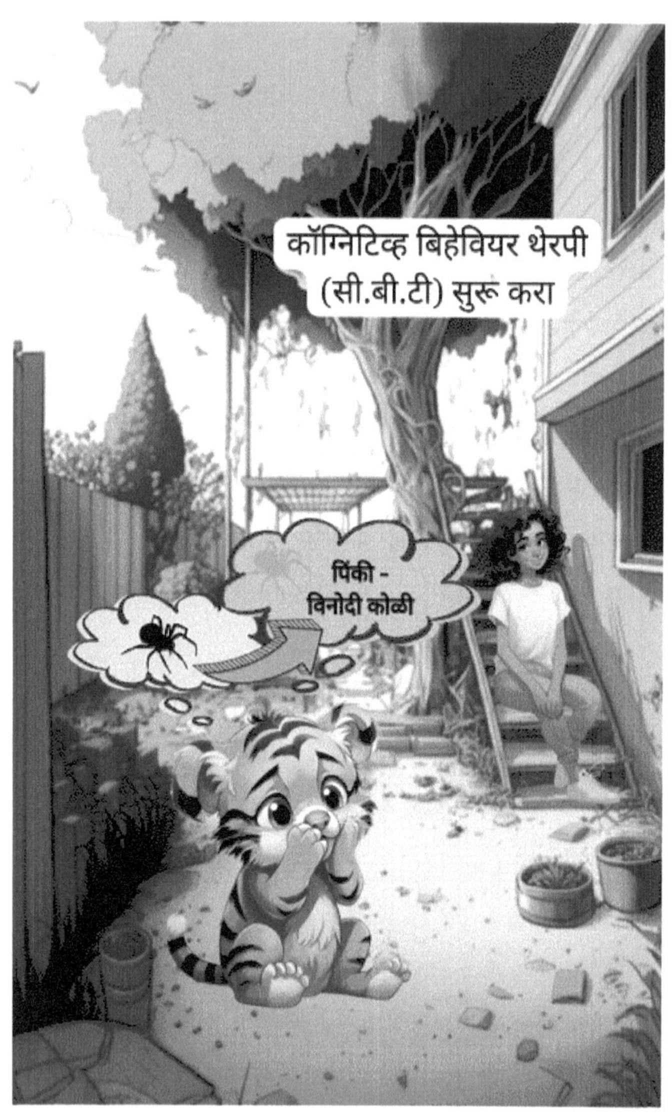

अँझायटी टा टा बाय बाय

कॉग्निटिव्ह बिहेवियर थेरपी (सी.बी.टी) सुरू करा

एका आरामदायक खोलीमध्ये, बसायला आरामशीर खुर्ची,
कॉग्निटिव्ह बिहेविअर थेरपी ही ताज्या हवेच्या झुळकीसारखी,
एखाद्या मार्गदर्शक हातामुळे तुम्ही शिकाल बरं का पाहायला,
ताण, संभ्रम आणि चिंता यांचं व्यवस्थापन करायला.

पहिली पायरी - ज्याची तुम्हाला भीती वाटते ते तुम्ही खुलेपणे पहाल,
दुसरी पायरी - "फक्त मीच?", "इतके वाईट का?", हे प्रश्न कमी करायला शिकाल,
तिसरी पायरी - तुमच्या डोक्यातल्या गोष्टींची अदलाबदल कराल,
निराशात्मक गोष्टी देऊन त्याऐवजी तेजस्वी विचार स्वीकाराल.

जसे आपण टीव्ही चॅनेल बदलतो, तसे होईल,
म्हणजे विश्वासू *सी.बी.टी* बरोबर नवी दृश्ये पुढे येतील,
प्रत्येक सराव सत्राबरोबर तुम्हाला अधिकाधिक बरे वाटेल,
अंतःकरण सैलावेल आणि जणू काही काचणारी बेडी तुटेल.

जर डॉक्टर म्हणत असतील तर तुम्ही करून पहा *डी.बी.टी.*,
सीबीटीच्याबरोबर तीसुद्धा देईल तुम्हाला कौशल्ये चांगली.

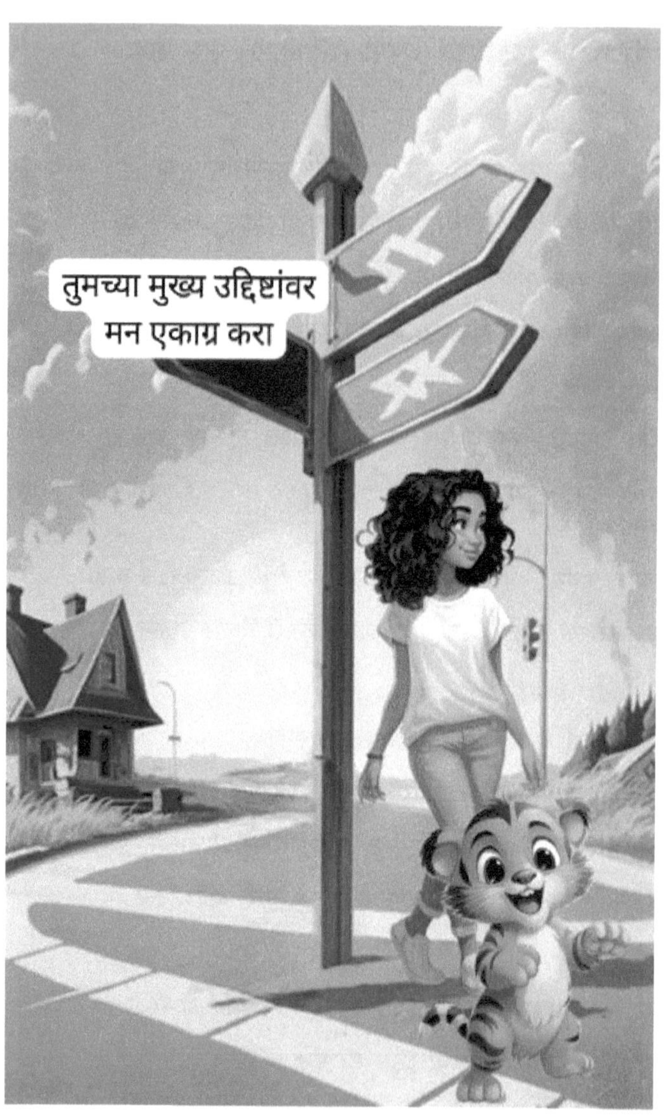

अँग्झायटी टा टा बाय बाय

तुमच्या मुख्य उद्दिष्टांवर मन एकाग्र करा

तुमच्या चिंतातुर मनात मोठेच वादळ घोंगावत असते,
दीर्घ काळ काळज्यांचा भार आणि ओझे वाहिलेले असते,
तुमची 'मुख्य उद्दिष्टे' खुणावत असतात दीपस्तंभाप्रमाणे,
त्यांच्या प्रकाशाकडे तुमची जीवननौका वल्हवून वळवणे.

तुमचा घट्ट विणीचा परिवार आणि मदतनिसांचा संघ,
असतिल जर हे एकाग्र, तर द्या त्यांच्या बोलांकडे लक्ष,
प्रत्येकजण जर आपले थोडेच पण महत्त्वाचे मार्ग अनुसरेल,
तर तुमचे त्रस्त हृदयसुद्धा मग शुभचिंतन करू लागेल.

तुमचे चित्तविक्षेप ओसरतील, प्राधान्यक्रमांची मांडणी होईल,
प्रत्येक पुढचे पाऊल म्हणजे दिलाशाची दैवी फुंकर ठरेल,
पावले पुढे टाकत तुम्ही धुक्याचा, झगड्याचा सामना कराल,
तुमचा वेळ, साधनसामग्री, आणि जीवनही परत मिळवाल.

हीच घटका आहे कार्यक्रमाची अचूक दिशा ठरवण्याची,
तुमची उच्च उद्दिष्टे अनुकूल निश्चित करण्याची, चमकण्याची,
भयांचे स्थान असते केवळ तुमच्या विचारांत, तुमच्या कल्पनांमध्ये,
लक्षात ठेवा, महत्त्व आहे ते खऱ्याखुऱ्या वास्तव कृतींमध्ये.

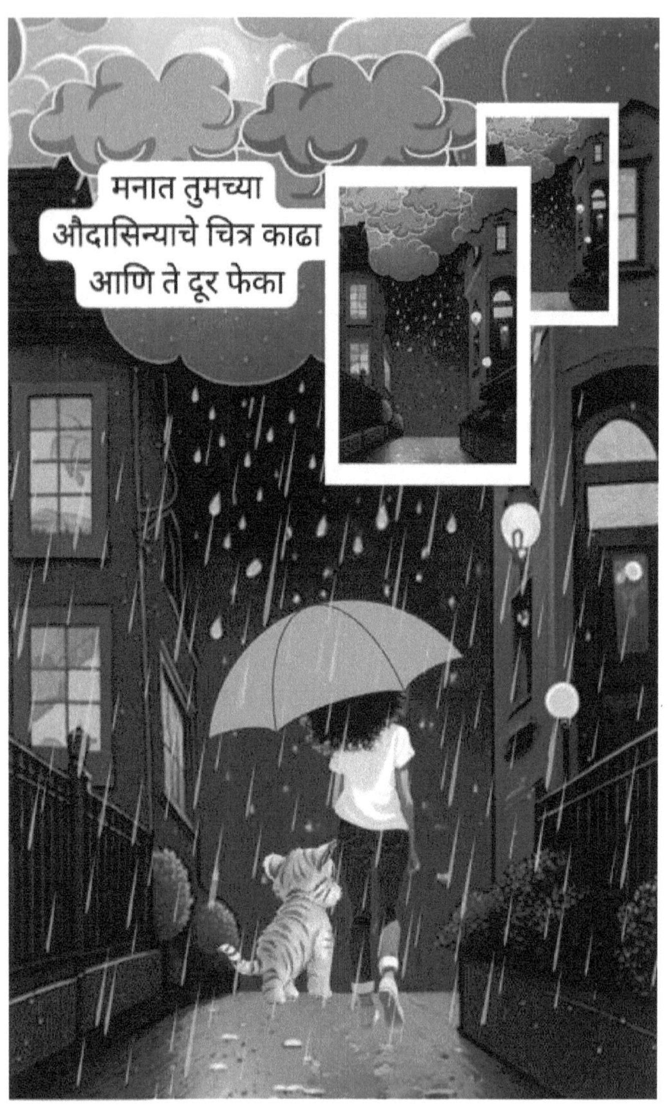

अ‍ॅंझायटी टा टा बाय बाय

मनात तुमच्या औदासिन्याचे चित्र काढा आणि ते दूर फेका

संभ्रम आणि निराशेच्या त्या दिवसांची परिस्थिती,

जेव्हा ती वाटते कठोर आणि उपायापलीकडची,

त्याच भावनेला तुम्ही वेगळे वळण देऊ शकता,

करा तिची छोट्या पिक्चर-कार्डांसारखी कल्पना.

तुमच्या मनातले निराशेचे उदास चित्र काढा,

रंगीत, लहान पोस्टकार्डांवर त्याला चिकटवा,

ते तुम्ही दूर, आणखी लांब लांब ढकलत असताना,

आणखी, आणखी लहान होते अशी कल्पना करा.

किती? तर त्याचा आकार होईल सहजच टाकण्याइतका,

एखाद्या बारीक वस्तूसारखा, निरुपद्रवी तिकिटाइतका,

आणि मग ठामपणे द्या की त्याला टिचकीने भिरकावून,

ओल्या बोटावरचा पाण्याचा थेंब जसा टाकावा झटकून.

मग तुम्हाला मिळेल अधिक शांती आणि स्वतःबद्दल स्पष्टता,

शिवाय निर्माण होतील सकारात्मकतेच्या उज्ज्वल शक्यता,

नसाल मग तुम्ही भीतीच्या आणि दुःखाच्या त्या घट्ट पकडीत,

तुमच्या प्रतीक्षेचे, योग्यतेचे फळ मिळेल चिंतामुक्तीत, तंदुरुस्तीत.

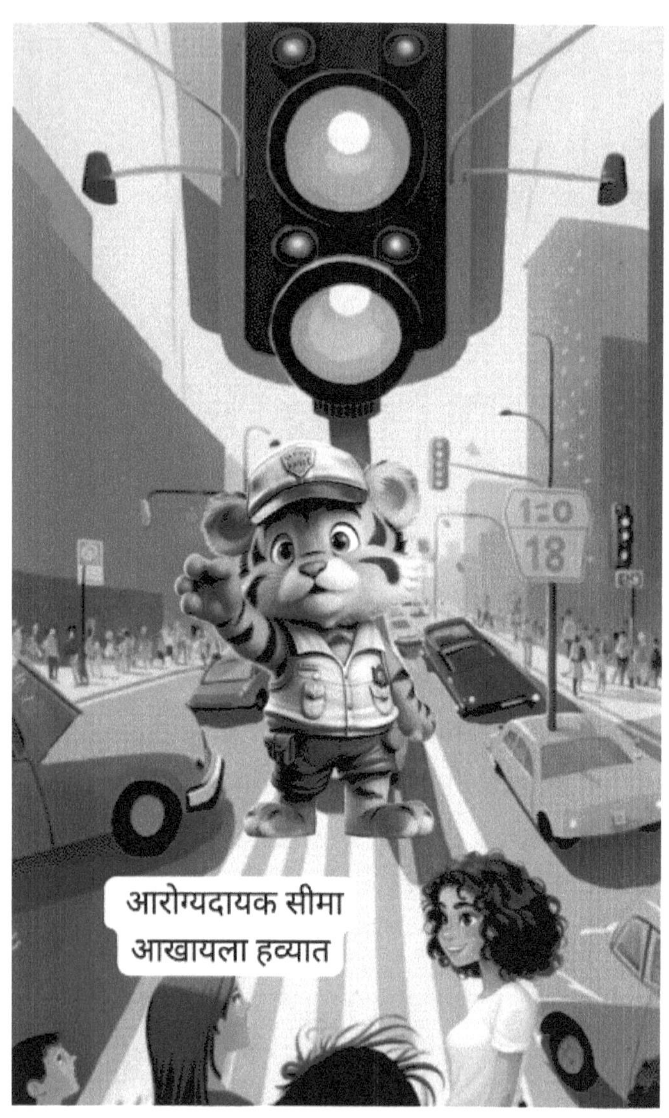

अॅन्झायटी टा टा बाय बाय

आरोग्यदायक सीमा आखायला हव्यात

जीवनातल्या मर्यादा पाहता, तुम्हाला सतर्क रहायला हवे,
की - वेळ, ऊर्जा, सामग्री आणि प्रतिष्ठा हे सर्व राखायला हवे,
आपल्या मर्यादा आखून घेऊन जीवनाचे नृत्य सार्थ करावे,
जरूर तेव्हा "नाही" म्हणावे, जीवनाचे नियोजन ठरवावे.

तुमच्या उद्दिष्टाच्या मार्गावरती काही वेळा व्हावे लागेल दूर,
स्वमानसाला अडवणाऱ्या आपल्या माणसापासून, संदर्भांपासून,
रेषा आखून घ्या, तुमच्या शोधाशी निष्ठावंत राहण्यासाठी,
उत्कृष्ट तेच निवडा, प्रामाणिकपणे, विकासासाठी, यशासाठी.

प्रिय व्यक्तींनी जरी साथ सोडली आणि तुम्हाला दूर केले,
तरी दुसऱ्या योजना आखा, तुमची स्वतःची रक्षण योजना,
तुमच्या वर्तमान आणि भविष्याच्या रक्षणार्थ, नम्र पण दृढ,
पराभवाचा प्रतिकार करत असतानाही, उभे रहा ताठ अढळ.

तुमचा समतोल राखण्यासाठी स्व-आस्था महत्त्वाची,
म्हणून आरोग्यदायक सीमा राखणे ही गरज तुमची,
आटोकाट प्रयत्न करत गरजेनुसार मदत घ्यायची,
स्वतःची मूल्ये आणि प्राधान्यक्रम यांची दक्षता घ्यायची.

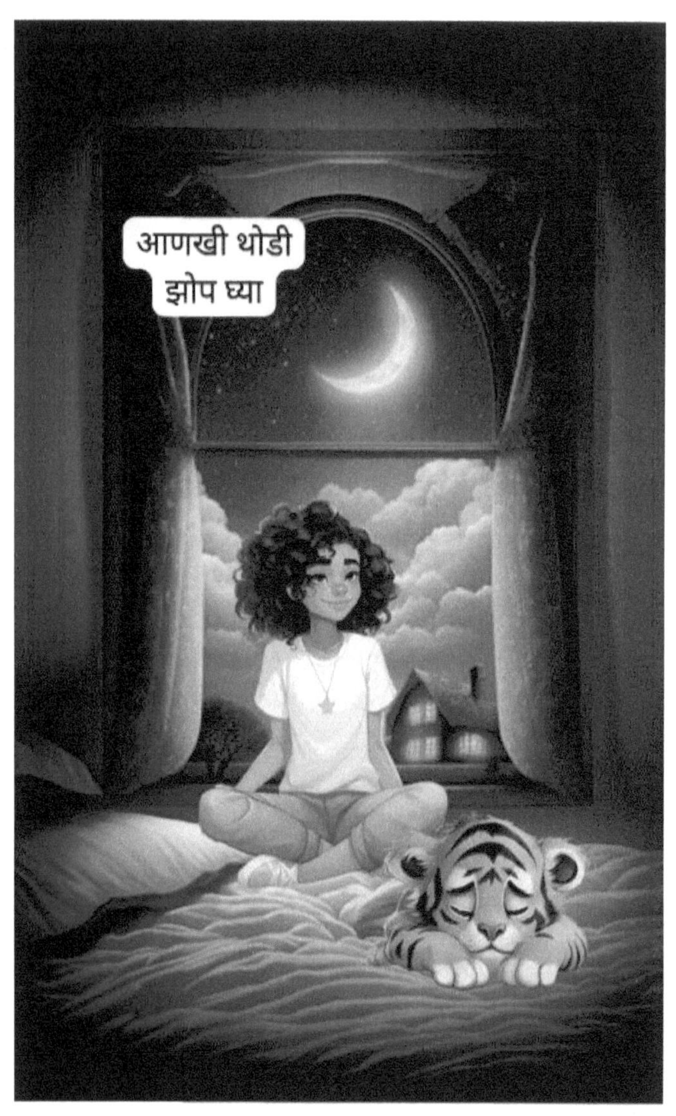

अँग्झायटी टा टा बाय बाय

आणखी थोडी झोप घ्या

आपल्या उद्दिष्टासाठी दृढपणे दिवसा भरपूर काम करा,
कामाची काही तरी निष्पत्ती घडवून समाधान मिळवा,
व्यायामाने आत्मा, शरीर, मनाची खूप मेहनत घडवाल,
मग आश्चर्य नाही, झोपेच्या कुशीत छान आराम मिळवाल.

जितकी तीव्र लालसा धराल, तितकी प्राप्ती कठिण असेल,
तेव्हा, गरजेवर भर नसेल तर मनाला तणाव फार नसेल,
तुषारस्नान आणि फ्लोरल चहा दिवसाला ताजेपणा देतील,
शांतवणारे संगीत आणि प्रार्थना काळजी दूर करतील.

थोडी ध्यानधारणा अस्वस्थ मनाला शांती देईल,
किंवा डॉक्टरांच्या एखाद्या गोळीने तणाव सैल होईल,
वैदूसारखा उपचार वाटेल, पण अगदी खरं आहे,
प्रेमाचं माणूस जवळपास तर झोपेचं सुख राहे.

स्वस्थ पडून रहायचं अन् चाचण्या द्यायच्या विसरून,
रात्रीवर विश्वास ठेवायचा, मग थकवा जातो विरून,
झोप देते शांती मनाच्या नवीकरणामधून,
देणगी देई ती तंदुरुस्ती दुरुस्तीच्या मधून.

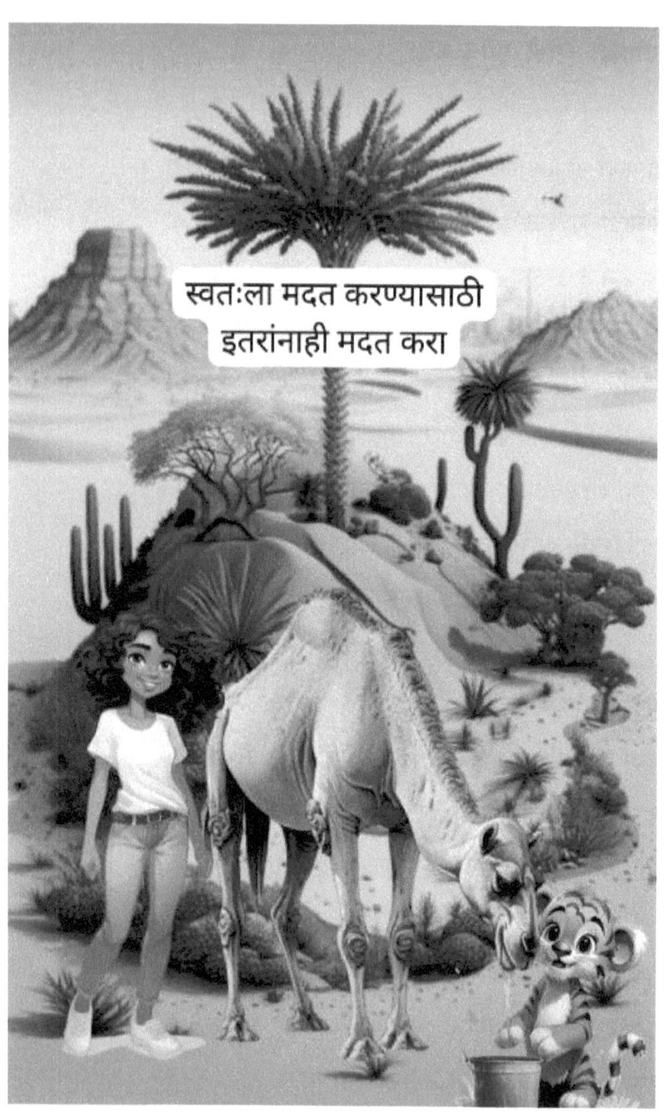

अँग्झायटी टा टा बाय बाय

स्वतःला मदत करण्यासाठी इतरांनाही मदत करा

जर तुमचे मन शून्य होऊन निराशेने भरून जाईल,
इतरांना मदत करण्यामधून जादूसारखे काम होईल,
जीवनशक्ती कार्यसामर्थ्य तुमच्यामध्ये जागेल,
अंतर्युद्धाचे मनातले ओझे तेव्हाच तुमचे संपेल.

तुम्ही समस्या सोडवताना, तुमची मदत देत असताना,
केवढा आदर कृतज्ञताही तुम्हास मोठी लाभत असताना,
तुमच्या लाडक्या व्यक्तींना तुम्ही दिसाल नवे झालेले,
आपली लढाई लढतानाही परमसेवा देत राहिलेले.

तुमच्या सेवारत हातांची रोगमुक्त करणारी शक्ती,
तुम्हाला देते आशा आणखी दृढ धीरासाठी युक्ती,
तुमच्या प्रत्येक सत्कृत्याने व्हाल तुम्ही अधिक सशक्त,
प्रत्येक यशामधून भीती अपयशाची होईल लुप्त.

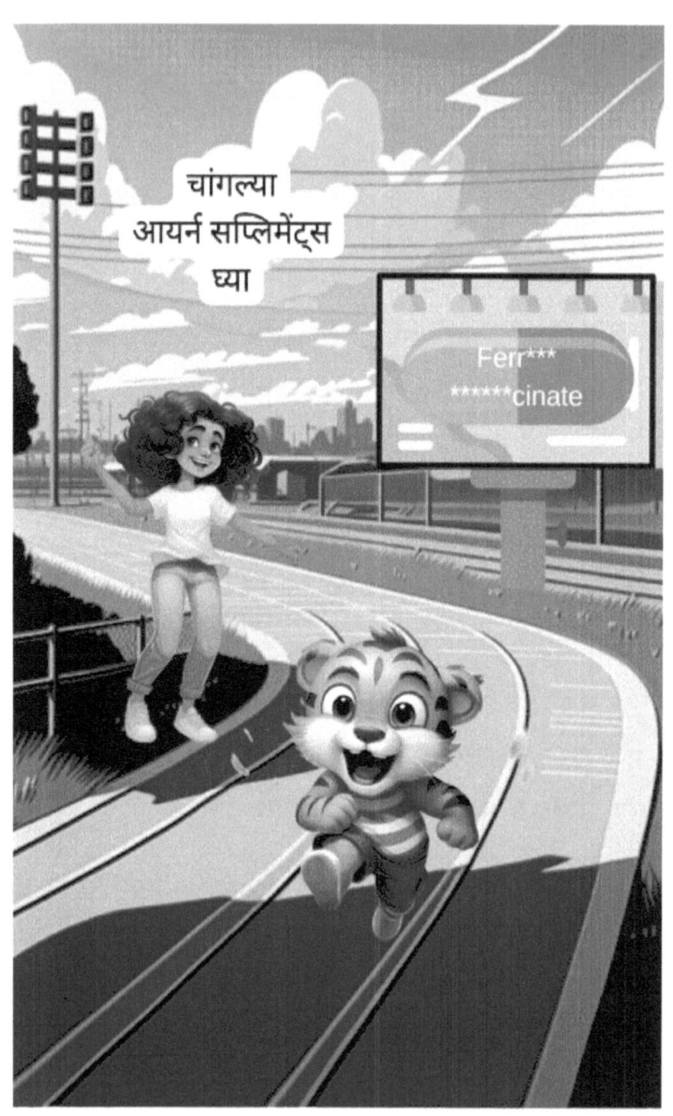

अँग्झायटी टा टा बाय बाय

चांगल्या आयर्न सप्लिमेंट्स घ्या

जेव्हा तुम्ही असाल चिंताग्रस्त, तेव्हा टेस्ट करा जाऊन,

कारण आयर्नच्या कमतरतेने स्वास्थ्य जाते बिघडून,

काही लोकांना नियमितपणे आयर्न कमतरतेमुळे होतो त्रास,

म्हणून म्हणतात आयर्न गोळ्या हा उपाय आहे खास.

आयर्नच्या जोडीला व्हिटॅमिन 'सी'चा करा समावेश,

त्याचा परिणाम मोठा होईल, हा आहे डॉक्टरांचा उपदेश,

मात्र कुठल्याच तरी दुकानातून आयर्नच्या गोळ्या जर घ्याल,

तर अधिक कमकुवत होईल पचनशक्ती, अन् मग पस्तावाल.

म्हणून निवड करा अचूक गोळ्यांची, हे महत्त्वाचे,

खेळाडू ज्या वापरतात, सुपरिणाम नक्की त्यांचे,

पचायला त्या सोप्या, पोटावर नरम परिणाम,

मदत छान त्यांची, काहीही त्रासाविना आराम.

तुमच्या डॉक्टरांचा सल्ला घ्या आणि वागा त्यानुसार,

ते सतत मार्गदर्शन करतील तुमच्या आवश्यकतेनुसार,

ॲनिमिया होऊ देऊ नका बरं, अन्यथा वाढेल विकार,

प्रत्येक गोष्ट व्यवस्थित करून निरामय स्वप्न करा साकार.

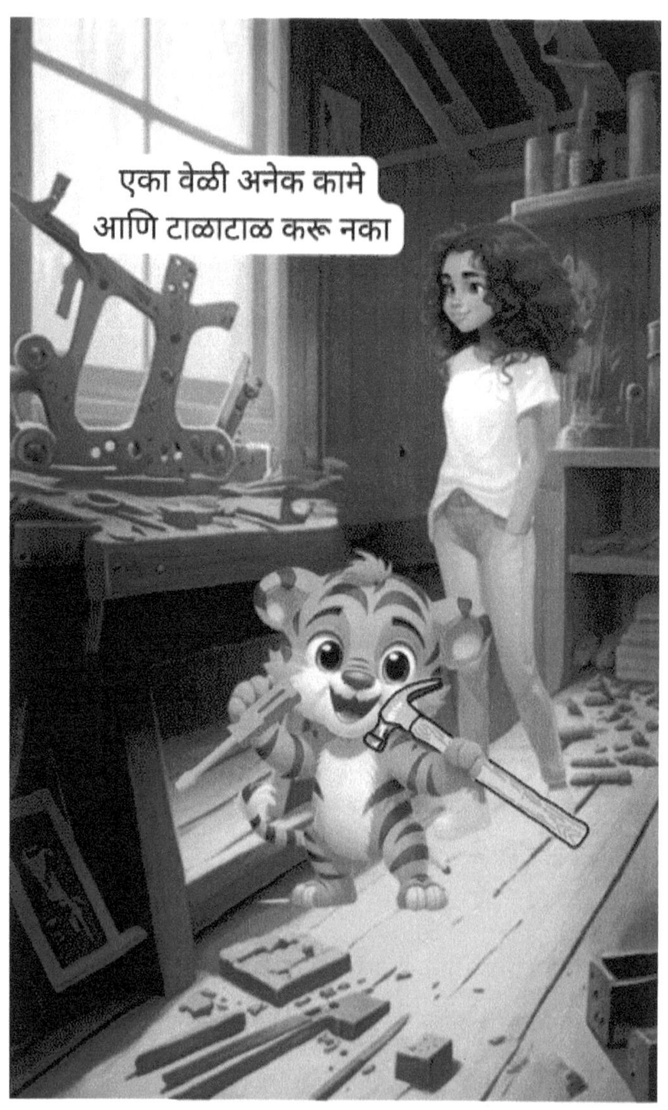

अँग्झायटी टा टा बाय बाय

एका वेळी अनेक कामे आणि टाळाटाळ करू नका

एका वेळी अनेक कामे आणि टाळाटाळ ही जोडी घातक,

ती मनावर सतत आघात करते, देते अस्थिरतेचे पातक,

सांगत राहते सारखी करायची राहिलेली कामे, कुरकुरत,

घडवते सवय नकारात्मकतेची, तिला सोडणे नाही जमत.

तगादे मनात सुरूच राहतात, मग जीव जातो भरकटून,

डोक्यात चमकू लागतात ठिणग्या, जणू फ्यूज जातो उडून,

मन धावत सुटते असंबद्ध विचारांच्या कपट्यांच्याबरोबर,

ठाव नाही लागत कशाचा, कळत नाही काय करावे खरोखर.

निवांत व्हा, सगळ्या गोष्टी घ्या नीट सावरून,

एका वेळी करा एकच काम, व्हाल कार्यनिपुण,

जीवघेण्या अतिकामाला, चलाखीला कशाला देता इतके मोल,

ही दुनिया आहे 'रॅट रेस', नका धावू, मिळवा शांत सुख खोल.

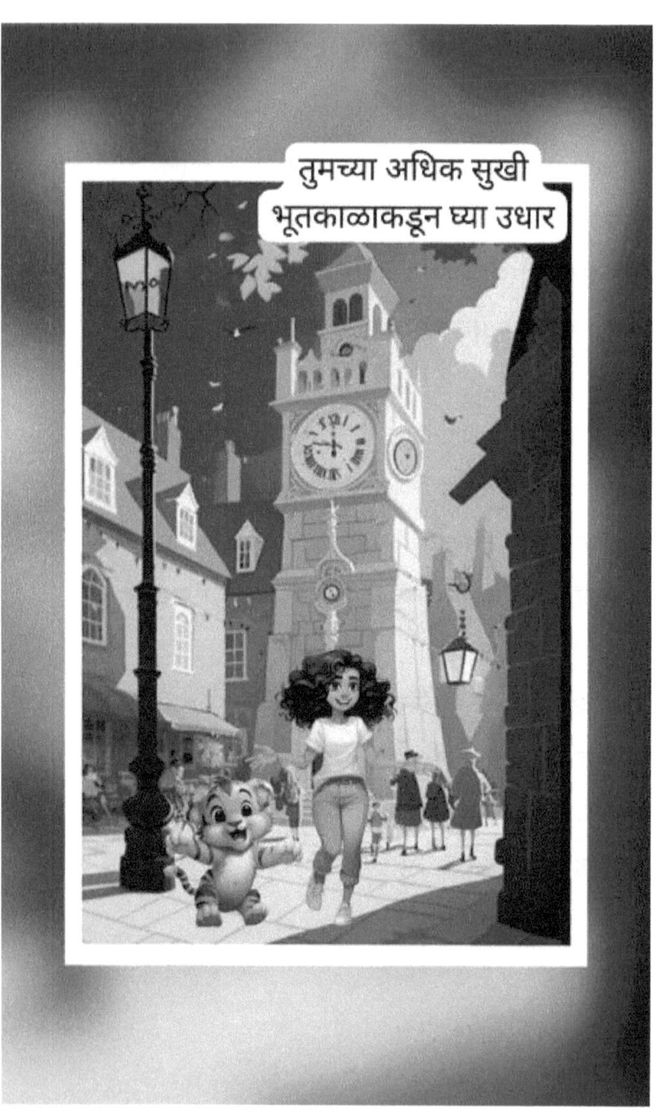

अँग्झायटी टा टा बाय बाय

तुमच्या अधिक सुखी भूतकाळाकडून घ्या उधार

धुक्याने, संघर्षाने गांजलेल्या चिंतेच्या काळात,

जेव्हा आपला मार्गच भरकटलेला असतो अंधारात,

प्रिय मना, मागे पहाच, त्या आपल्या भूतकाळाकडे,

आनंद आणि विजयाच्या त्या सुखाच्या काळाकडे.

आपल्याआत खूप खोलवर आठवणी रहात असतात सुखद,

शिवाय असते एक गुप्त होकायंत्र म्हणजे आंतरिक मार्गदर्शक,

आज समोरच्या अंधाऱ्या समुद्राला सुखरूप पार करायचे तर,

तुमचा तो आनंदमय भूतकाळ वाट दाखवायला असतो तत्पर.

पुढच्या भविष्याच्या गुंतागुंतीच्या चक्रव्यूहामधून वाट काढताना,

तो भूतकाळ, त्याचे मार्ग, प्रतिकृती, साधनसामग्री व वेग वापरा,

तुम्हाला मिळेल परिचित वायुलहरीसारखा वैयक्तिक आराम,

तुमच्या भीती, संशय आणि अस्वस्थता यांच्यावरचा रामबाण.

लक्षात ठेव, मित्रा, तुझ्याकडे आहे ही किल्ली सोपी,

तू आतुरतेने वाट पहातोस ते आयुष्य उघडण्याची,

त्यासाठी स्वीकार त्या सुंदर गतदिनांतला शहाणिवेचा संग,

तुझ्यामध्येच आहे त्याचा आराखडा आणि उडण्यासाठी पंख.

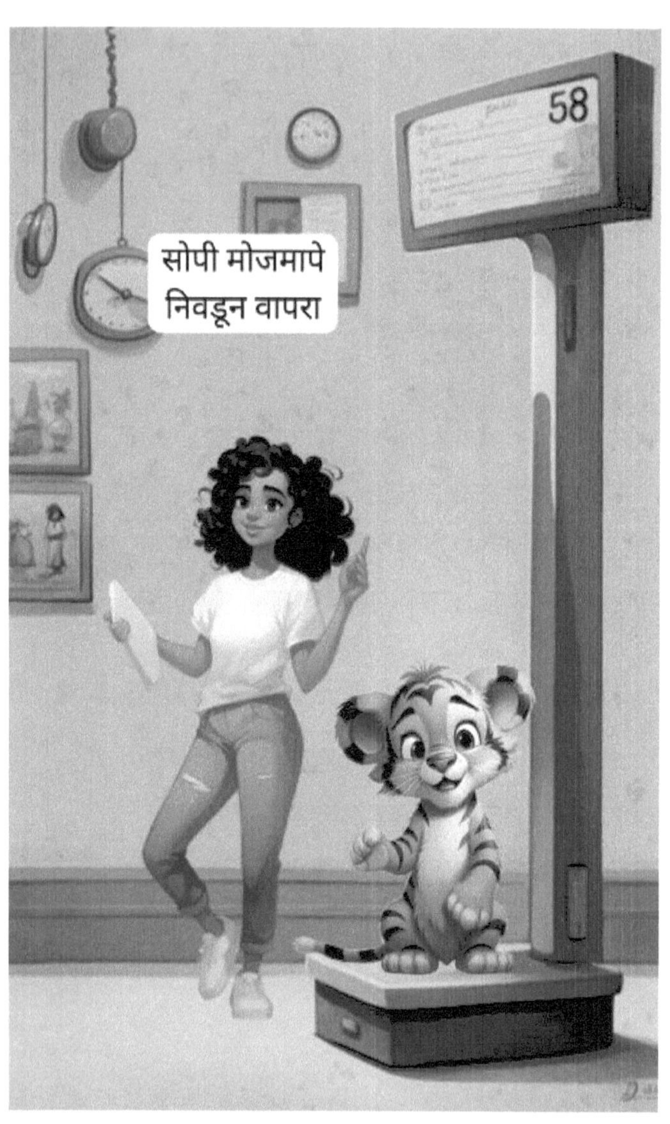

अँग्झायटी टा टा बाय बाय

सोपी मोजमापे निवडून वापरा

माझ्या मित्रा, हो उदार आणि सदय आपल्या स्वतःसाठी,
संपवून टाक बरं ती आत्यंतिक कठोर टीका स्वतःवरची,
कारण, अधिक आणि अधिकाच्या, परिपूर्णतेच्या शोधात,
तू खरं तर अडकतोस कधी न संपणाऱ्या दुष्ट अशा बंधात.

एकसारखे स्व-मूल्यमापन करताना किती गमावतोस,
चिंता, काळज्या आणि प्रतिष्ठेला ठेच ही किंमत मोजतोस,
मानके जर असतील आत्यंतिक अहंमन्य आणि अत्युच्च,
तुझ्या अपेक्षा देतील तुला हुंदके, उसासे आणि दुःख.

ज्यात तुला यश मिळवायचेय ते क्षेत्र असेल जरी अवघड,
तू प्रामाणिक रहा पण योग्य मोजपट्टी आणि मानके निवड,
इतरांचा विचार, तुलना किंवा न मानता कुठले बंधन,
तुला रुचणारे साजेसे असे सुज्ञपणाने स्वीकार मापन.

पण, सर्वात महत्त्वाचे म्हणजे तू जसा आहेस तसा रहा,
तुझे अनन्यपण आणि स्वातंत्र्य जपत प्रयत्न करत रहा,
समंजसपणे सर्वाधिक श्रेष्ठ गोष्टीवर लक्ष केंद्रित कर,
लौकरच उमजेल तुला की हेच पुरेसे आहे की खरोखर.

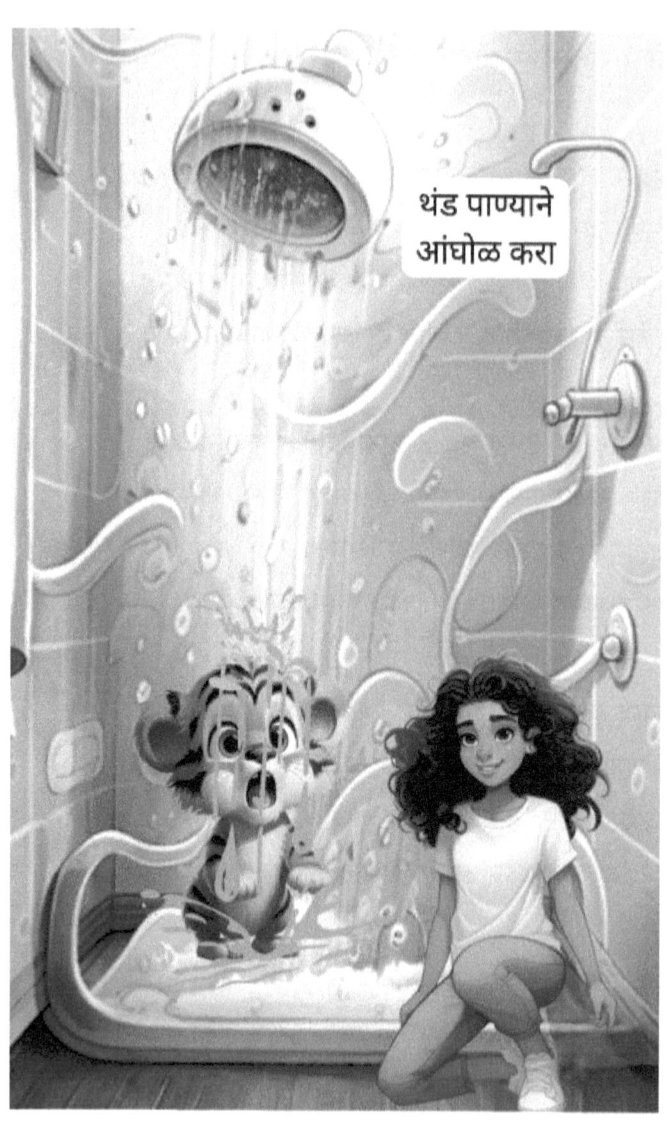

अँग्झायटी टा टा बाय बाय

थंड पाण्याने आंघोळ करा

जेव्हा तुम्हाला अतोनात निराशा उदासी वाटत असेल,
तेव्हा थंड पाण्याच्या शॉवरने तुमची मानसिकता बदलेल,
तो तुम्हाला चिंताग्रस्त अवस्थेपासून करू शकेल बाजूला,
तुम्हाला वर्तमानाकडे परत आणेल, ही थोर गोष्ट नाही का?

थंड पाण्याच्या दृढ गळाभेटीमधून दिलासा मिळाल्यावर,
जोराने धडधडणाऱ्या हृदयाची गती येते सुखद तालावर,
स्नायूंना मिळतो आराम, जाती ताणतणाव आणि दडपण,
एन्डॉर्फिनमध्ये वाढ होऊन हर्षभरित होऊन जाते मन.

रक्तप्रवाह चालतो नियमितपणे, मिळते कार्याला बळ,
पण शमते चिंतेतून येणारी कामांची अवाजवी धावपळ,
त्वचा होते ताजीतवानी, तिचा खाजरेपणा जातो निघून,
या नहाण्यामध्ये शक्ती आणि आत्मविश्वास येतो मिळून.

सुरवातीला वाटली असेल थंडीने हुडहुडी त्रासदायक,
मग कळल्या असतील खूप गोष्टी मात करण्यालायक,
मात्र विचारा आधी डॉक्टरांना त्यासाठी परवानगी,
गरम पाणीच तर ठीक नाही ना गार पाण्याच्या ऐवजी?

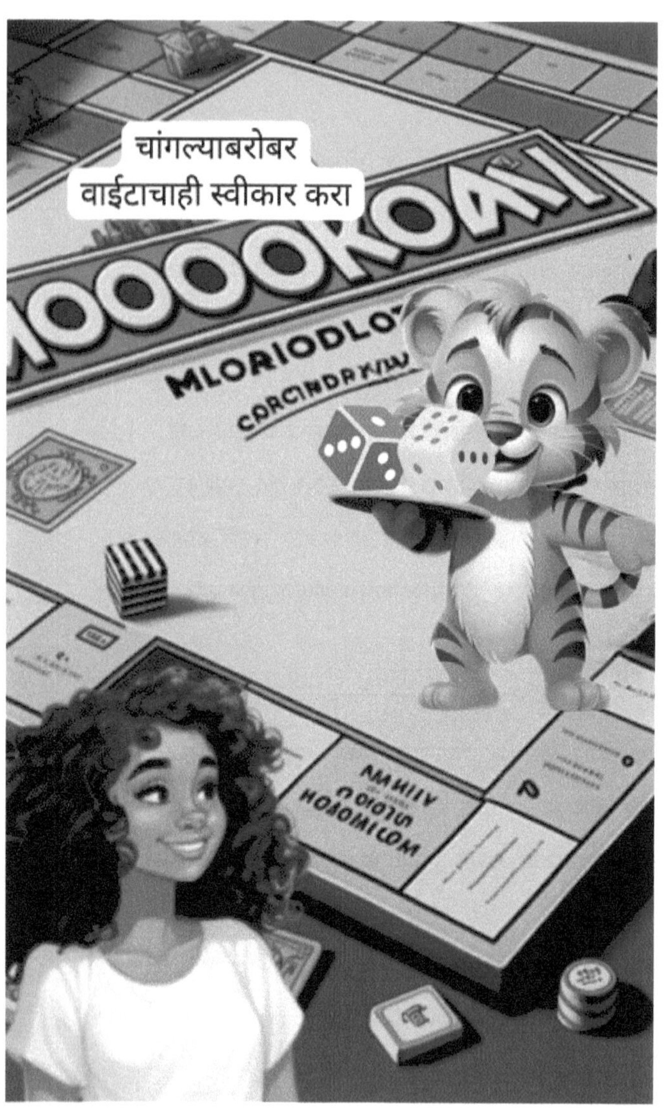

अँग्झायटी टाटा बाय बाय

चांगल्याबरोबर वाईटाचाही स्वीकार करा

जीवनाच्या महावस्त्रात गडद व फिक्या रंगांचा खेळ,

वाईट-चूक आणि चांगले-बरोबर दोन्हींचा स्वरमेळ,

वाईटातून होते शिक्षण आणि चांगल्यातून होते उत्तेजन,

दोन्ही असती अत्यावश्यक, प्रगतीचे घडते त्यातून सर्जन.

परिपूर्णतेचा ध्यास आहे, हे ठीक आहे,

पण त्यातून येतात मर्यादा, हे सत्य आहे,

संघर्ष नाही करणार? मग कोतेपणा येणार,

तर मग जीवनात तुमची वाढ कशी होणार?

प्रतिकारशक्ती नाही, नुसतेच आपले *सॅनिटायझर*चे संरक्षण,

व्यायाम नाही, पोषण नाही, नुसतेच आपले सामाजिक अंतर,

अशाने अर्थव्यवस्था कोसळेल आणि समाज चुरडला जाईल,

मग, सांगा, आपला निभाव, आपली प्रगती, काही तरी राहील?

तेव्हा, अती नाही, पण आटोक्यातल्या वाईटाचे स्वागत करा,

त्याचा प्रतिकार, सामना करून तुमचा इनाम खजिना मिळवा,

मिळणाऱ्या साऱ्या देणग्या आत्मसात करा, कृतींमध्येही आणा,

जे काही निरुपयोगी राहील ते सारे टाकून द्या, त्यातून मुक्त व्हा.

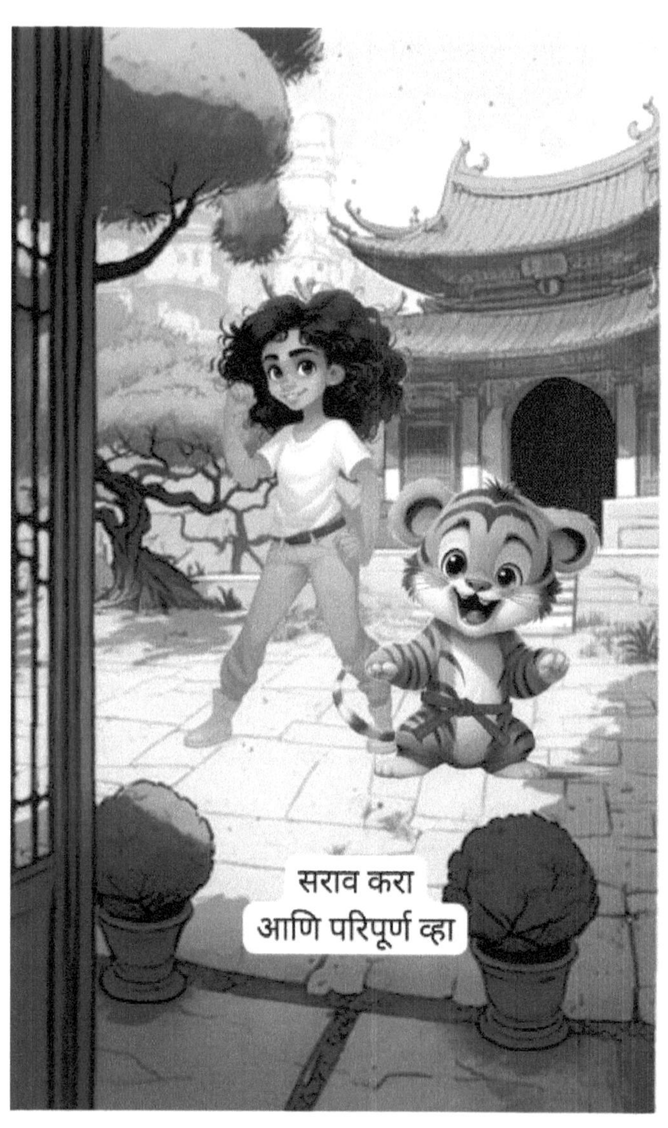

अँग्झायटी टा टा बाय बाय

सराव करा आणि परिपूर्ण व्हा

तुम्ही चांगलं काम करत असाल, तर त्याचा रोज सराव करा,

तुमच्या त्या हत्यारांचा आणि साधनांचा सतत वापर करा,

मग चिंता दूर राहीलच, पण जेव्हा तिची लक्षणं पुन्हा दिसतील,

तेव्हा भीतीचा सामना करायला ती तुम्हाला नक्की साथ देतील.

तुम्हाला नीट माहीत आहे की लढत असता अवस्थेशी,

एखादा प्रसंग गोंधळवू शकतो आणि कधी करतो जादूही,

म्हणून, नियमितपणा सोडू नका, थकू किंवा रागवू नका,

सराव करा, करत रहा, अन् परिपूर्ण होईपर्यंत थांबू नका.

शरीर, मन आणि आत्मा यांची आहे त्रिमूर्ती सशक्त,

पोषण आणि प्रयोग केल्यास ते छान राहतात संयुक्त,

एकत्र आल्यावर आनंदमय होतो त्यांचा प्रचंड प्रभाव,

मग तुम्ही साहता कोणतेही वादळ, करता त्यावर मात.

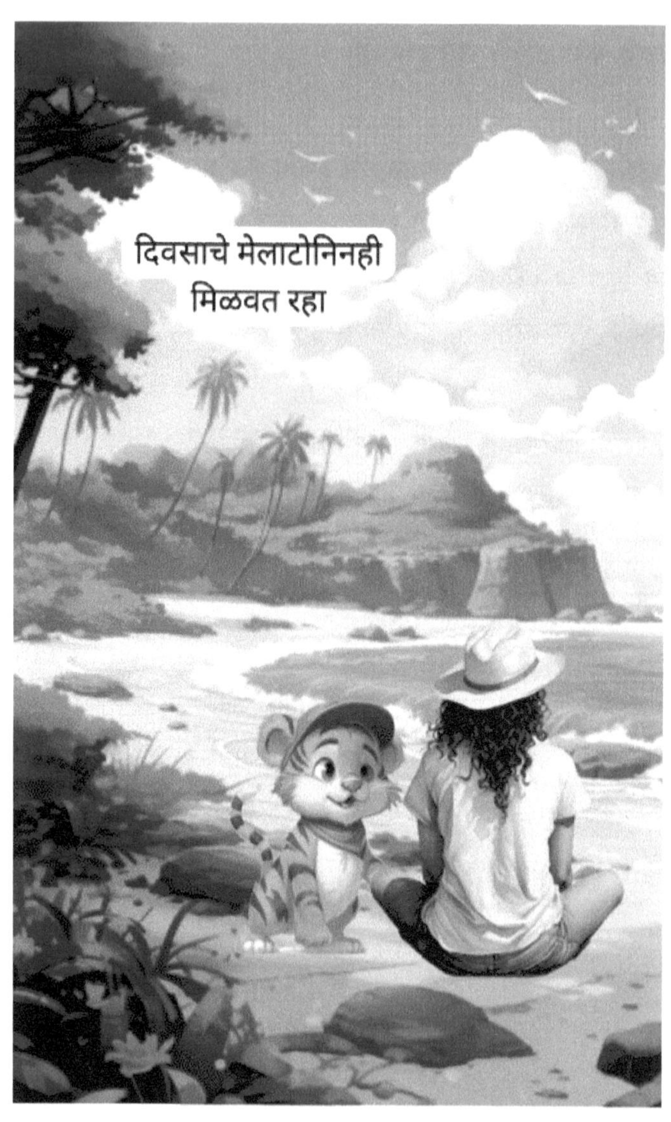
दिवसाचे मेलाटोनिनही
मिळवत रहा

दिवसाचे मेलाटोनिनही मिळवत रहा

दिवसाविषयी उजेडात आले आहे रहस्य एक प्रकाशमान,
जेव्हा तुमच्या अंगांगावर दिवसा खेळत असतो सूर्यप्रकाश,
मेलाटोनिन तयार होत असते, सच्चे आणि अधिक प्रमाणात,
ते फक्त संध्याकाळी नाही घडत, तर होते दिवसाच्या वेळात.

तुमच्या प्रत्येक कोशिकेत ते निश्चितच उतरत असते,
सूर्याच्या चुंबनाबरोबर मुक्तपणे, जोशात अवतरते,
छोट्या लढवय्याप्रमाणे *ऑक्सिडेटिव्ह* ताणाशी लढते,
*कॉर्टिसॉल*ची मात्रा कमी करत निग्रही ताठ उभे राहते.

जेव्हा रात्र पडते आणि तारे चमकू लागतात तेव्हा,
मेलाटोनिन साह्य करते विसाव्याला व सैलावायला,
मेंदूच्या *पिनिअल* ग्रंथीकडून दूर प्रवास करत राहते,
हळुवार झोपेची दिशा दाखवत तुमच्या *नर्व्ह*ना शांतवते.

म्हणून सकाळ-संध्याकाळी कोवळ्याशा सूर्यप्रकाशात,
अधिकाधिक *मेलाटोनिन* मिळवत सुखात रहा नहात,
तो तुमचा सखा दिवसरात्र देतो अथक तुम्हाला साथ,
तुमची शक्ती ठेवतो शाबूत तुमच्या पराक्रमी संघर्षात.

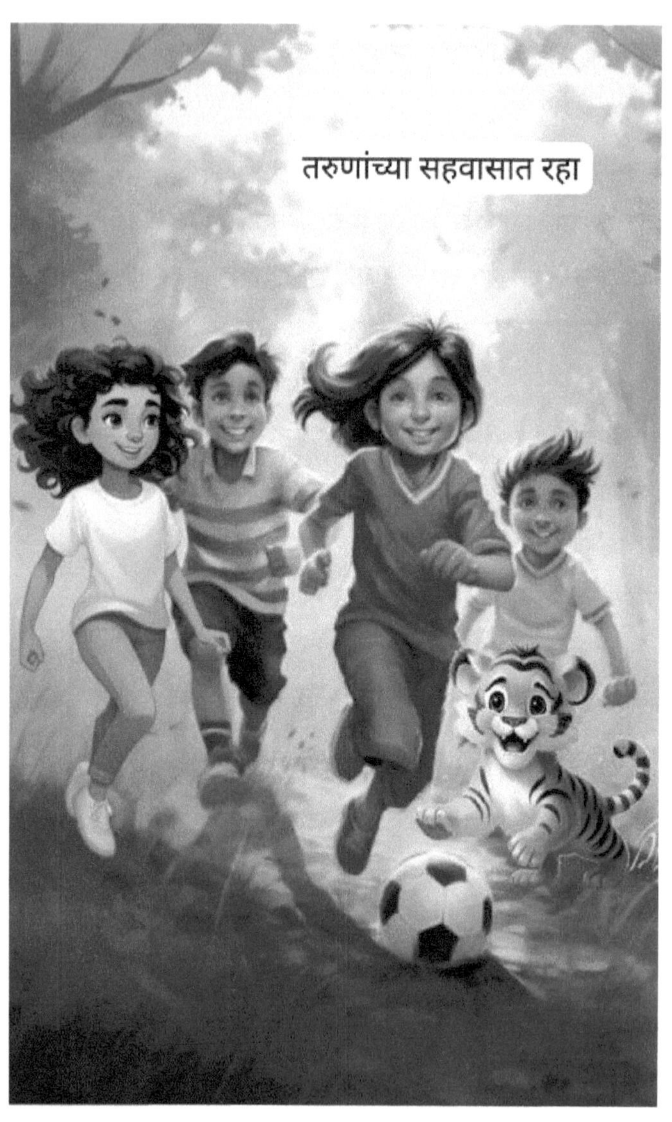

अँग्झायटी टा टा बाय बाय

तरुणांच्या सहवासात रहा

तरुणांच्या सहवासात रहा, तो मार्गक्रमणाला मदत करतो,

सूर्याच्या पहिल्या किरणांचा उत्साह त्यांच्यात चमकतो,

त्यांचा आशावाद मार्गदर्शक ताऱ्याप्रमाणे लुकलुकत असतो,

तो त्यांचा सुवर्णकाळ असतो, त्यांच्या शक्तीला अटकाव नसतो.

जीवनाच्या चक्रव्यूहात ते आपली वाट कोरून काढत असतात,

मानसिक आरोग्याविषयी त्यांनी काही विचार केलेले असतात,

गुंतागुंतीच्या गोष्टींवर त्यांची अस्सल मजबूत असते पकड,

त्यांच्या लवचिकतेची, प्रतिकारशक्तीची तुम्हाला आहे निकड.

त्यांचा सहज स्वीकार शिकवेल तुम्हाला अधिक जिवंतपणा,

मिळवा त्यांच्यासम आत्मविश्वास, चिकाटी नि सोशिकपणा,

अनुभवी आणि प्रगल्भ माणसे असतात वरदानाप्रमाणे, हे खरे,

पण, तरुणाई आपल्या निर्भय कृतींनी सारे भरून काढते बरे!

तेव्हा, ते कसे दिसतात त्यावर जाऊ नका बरं का,

आहेत त्यांच्यात मोठ्या क्षमता हे कधी विसरू नका,

तुमच्या अडचणीच्या वेळी ते नक्की देतील निष्ठेने हात,

त्यांचा आधार घेत रहा, मोठा सुज्ञपणाच आहे त्यात.

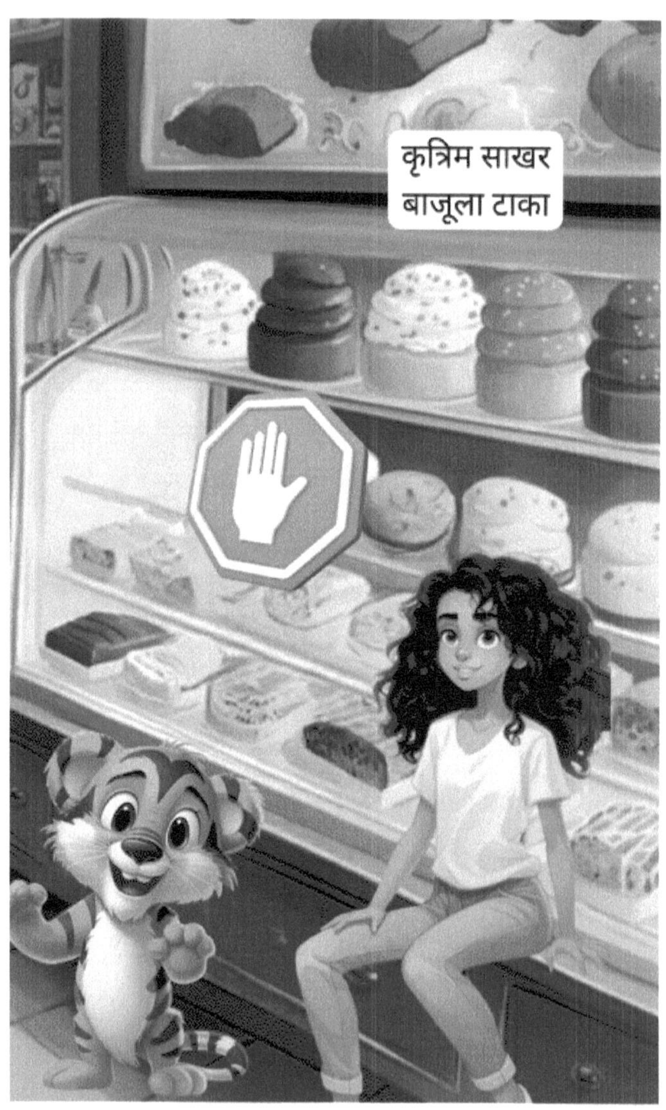

अँग्झायटी टा टा बाय बाय

कृत्रिम साखर बाजूला टाका

जेव्हा कधी ताबा घेत असतात तणाव व ताण तुमचा,

तेव्हा तुमचे शरीर करत असते प्रयत्न धीट होण्याचा,

ऊर्जेसाठी रक्तातल्या साखरेची ते पातळी वाढवू पहाते,

संकटाची संभावना आहे म्हणून ते तिला दूर राखू पहाते.

अशा वेळी या गोष्टीची तुम्ही काळजी घ्यायला हवी,

मनात ठेवा यातून मिळणारी शिकवण अगदी नवी,

कृत्रिम साखरेचे प्रकार तुम्हाला धोकादायक ठरतील,

काॅप्लेक्स कार्ब मात्र तुम्हाला योग्य आधार देतील.

सकस पौष्टिक आहार हीच गुरुकिल्ली आहे स्वास्थ्याची,

 आरोग्य आणि सुखस्वास्थ्यासाठी गरज आहे या शिस्तीची,

प्रक्रिया केलेले टाळा अन्न, आणि नको ती कृत्रिम साखर,

मग पहाच तुम्ही तुमचे शरीर राहील सुरक्षित व निरामय.

म्हणून, जेव्हा चिंता तुमच्या जवळ येते,

तेव्हा लक्षात ठेवा की शरीर काय म्हणत असते,

आपण काय खावे याची काळजीपूर्वक करा निवड,

परंपरागत शहाणपणाची तुम्हाला आहे निकड.

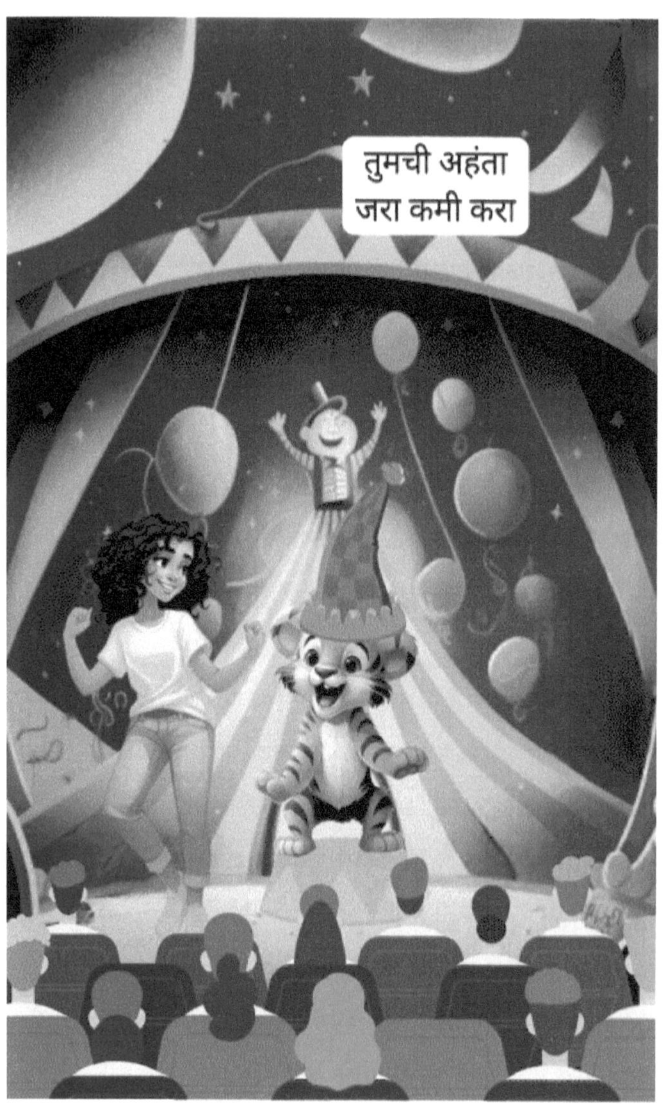

अँग्झायटी टा टा बाय बाय

तुमची अहंता जरा कमी करा

या अफाट विश्वात तुम्ही फक्त एक बिंदू आहात,

जगाच्या विशाल मेळाव्याचा तुम्ही एक बारीक भाग,

तरी तुम्ही शिष्टपणे तोऱ्यात चालता नाक वर करून,

जणू तुम्ही आणि तुमचं जीवन आहे आभाळाला धरून.

तुम्ही ताण घेऊन काळजी करता, जिंकण्यासाठी ध्यास घेता,

किती भूमिका वठवत असता, काय व्यर्थावर जीव पाखडता,

जीवन आहे एक नृत्य, त्यातल्या पावलांचा अंदाज नाहीच,

जग गरागरा फिरते आहे, ते फिरायचे कधी थांबणार नाहीच.

तुला काय सांगावे, जाऊदे असे म्हणून टाकावे,

भरती-ओहोटी चालू द्यावी, वाऱ्यावरती सोडून द्यावे,

एका मोठ्या काव्यामधले आपण एक तर लहान कडवे,

हसता, बोलता, प्रेम करता, ओझे मनचे हलके व्हावे.

आत्म्याचे ओझे उतरवून दे, सगळ्या टाकून दे भीती,

हे आयुष्य आहे लहानसे, त्यातली सुखाची वर्षे किती!

काही हेतूने केलेली कृती - तीच तेवढी असते तोलामोलाची,

'थोर माणूस नको, थोर काम हवे' हीच गोष्ट लाखमोलाची.

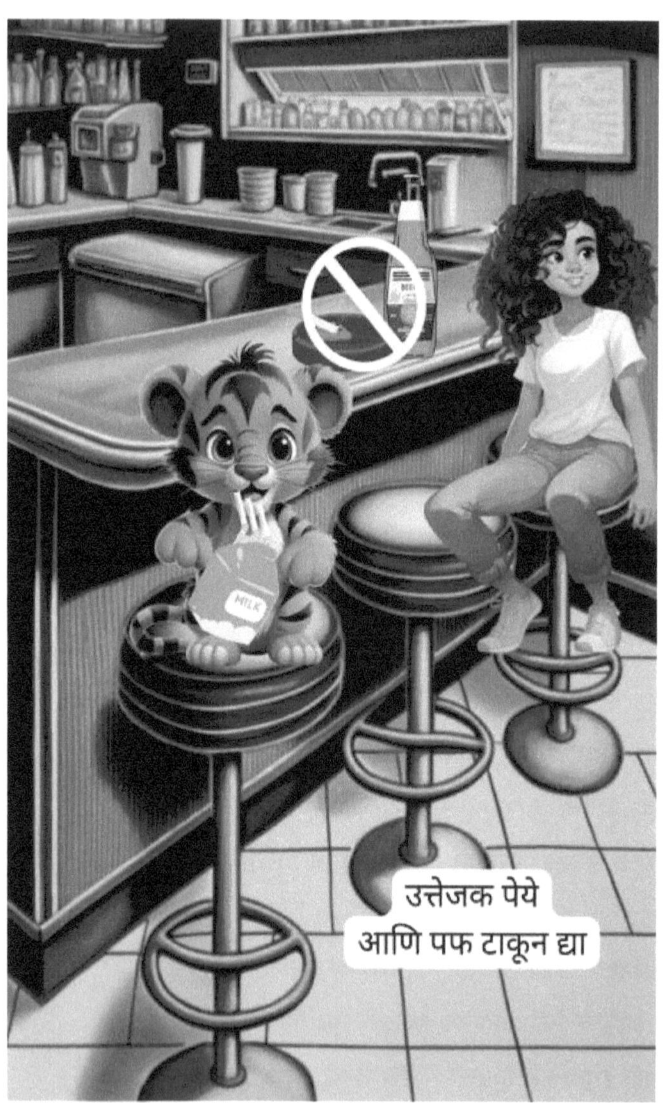

अँग्झायटी टा टा बाय बाय

उत्तेजक पेये आणि पफ टाकून द्या

आधीच तुम्ही तणावग्रस्त आहात आणि नर्व्ह बेजार,
तेव्हा उत्तेजके टाळा, ती करतील आणखी मोठा कहार,
सिगारेट, उत्तेजके आधी कुबड्यांसारखी वाटतील खरी,
पण नंतर समजेल -की कालचीच दशा होती की बरी.

सुचवलेली औषधे आणि जीवनरक्षक गोळ्या हाती ठेवा,
दुसरे काही मागवण्यापूर्वी सावध, दक्षतेने विचार करा,
चुकीची औषधे घेणे म्हणजे रोगनिवारणातले अडथळे,
किंवा वाईट अशा *रिऍक्शन* येणे, - नका घेऊ ते बळेबळे.

तुम्ही जेव्हा *हायपर* होता आणि होऊन जाता उदास,
तेव्हा गबाळे निर्णय, विचित्र विचार करता तुम्ही खास,
तर, उत्तेजके हा कधीच नसणार तुम्हाला उचित उपाय,
किती तरी उपयुक्त निरोगी मार्ग घ्या, नका होऊ असहाय.

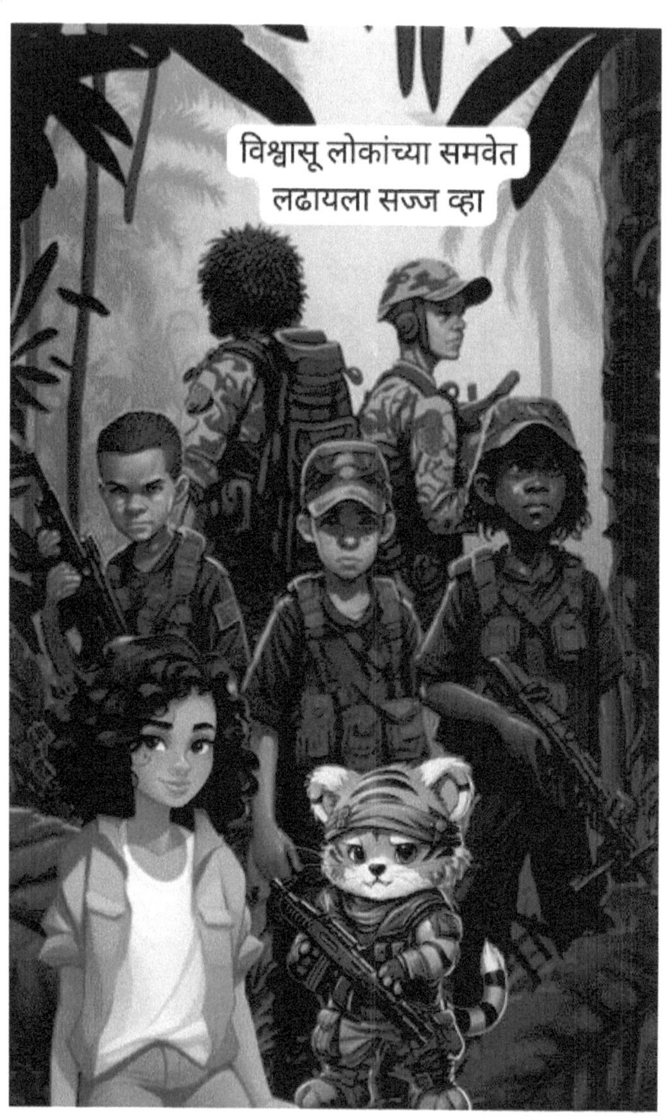

अँग्झायटी टा टा बाय बाय

विश्वासू लोकांच्या समवेत लढायला सज्ज व्हा

चिंता मनात घर करते, घेऊन असाध्य भीती व ताण,
सतत दुबळे वाटत राहणे, शंका-संशयांचे मनात ठाण,
बुद्धिवादाने त्यांचा सामना करा, माना त्यांना कमजोर,
निश्चयाने स्थिरपणे करा त्यांना दूर, व्हा मनाने शिरजोर.

क्षमता वाढवणे हा आहे समस्यांच्या निराकरणाचा मूलमंत्र,
प्राधान्यक्रमांच्या पुनर्रचनेचे व स्पष्ट कार्यवाहीचेही तेच तंत्र,
पण वाढ आणि विकास कधी फारशा वेगाने घडत नसतात,
आणि चिरकाल टिकणारे आशीर्वादही सावकाशच मिळतात.

तुमचे प्रियजनसुद्धा जर तुमच्या संघर्षात सहाय्य करतील,
तर तुमच्या सर्व शक्ती नक्की एकवटून शतगुणित होतील,
तुमच्या स्पष्ट प्रकट प्रगतीने हृदयाचा भार हलका होईल,
आणि प्रयत्न करत असता तुमची कमतरता विरून जाईल.

म्हणून, सुरू करा लढा, सर्वांची क्षमता वृद्धिंगत होऊदे,
एक टीम म्हणून काम करा, भलेमोठे चिरंतन यश मिळूदे,
प्रत्येकाने दुसऱ्याला सदैव देत साथ देत रहावे पाठबळ,
म्हणजे चिंतेचा वेढा-विळखा सुटून तन-मन होईल सबळ.

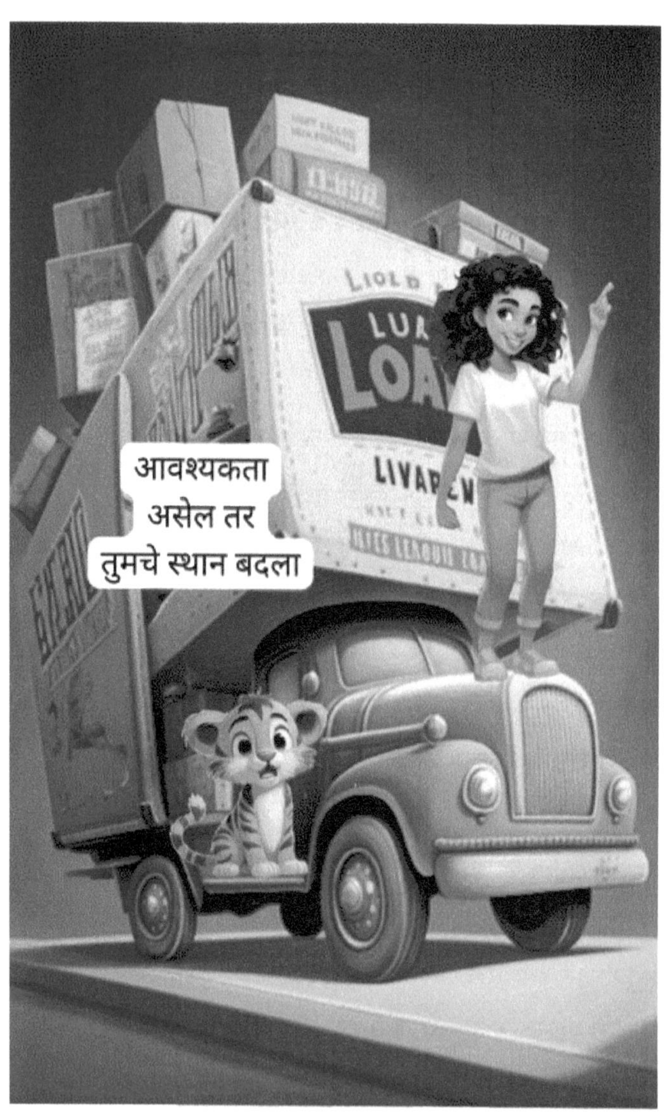

अँग्झायटी टा टा बाय बाय

आवश्यकता असेल तर तुमचे स्थान बदला

जीवनाच्या गतीबरोबर चालत असताना,

आपल्या मार्गामध्ये दुर्दैवी गुंते दिसताना,

करून पहावा बदल संदर्भात, आपल्या स्वस्थानात,

कदाचित बदलेल मग कर्म, येईल शुद्धी मानसात.

शहाणिवेचा स्वीकार करा, नवे साहसही करा,

नवे मार्ग, नवे प्रदेश, नव्या स्वप्नांचा मागोवा घ्या,

आपण भूप्रदेश बदलताना नियती करते नवी रचना,

मानसिक स्वास्थ्य तरारते, नव्याने उगवत जाते ऊर्जा.

घराचे वा कामाचे करताना स्थलांतर, कधी होते सर्व दुरुस्त,

निवड काळजीपूर्वक केली असेल तर मार्ग होतात प्रशस्त,

नीट विचारांती केलेले बदल करतात प्राणांचे पुनरुज्जीवन,

जीवनाची नौका वल्हवताना मग मिळते समृद्धी, संजीवन.

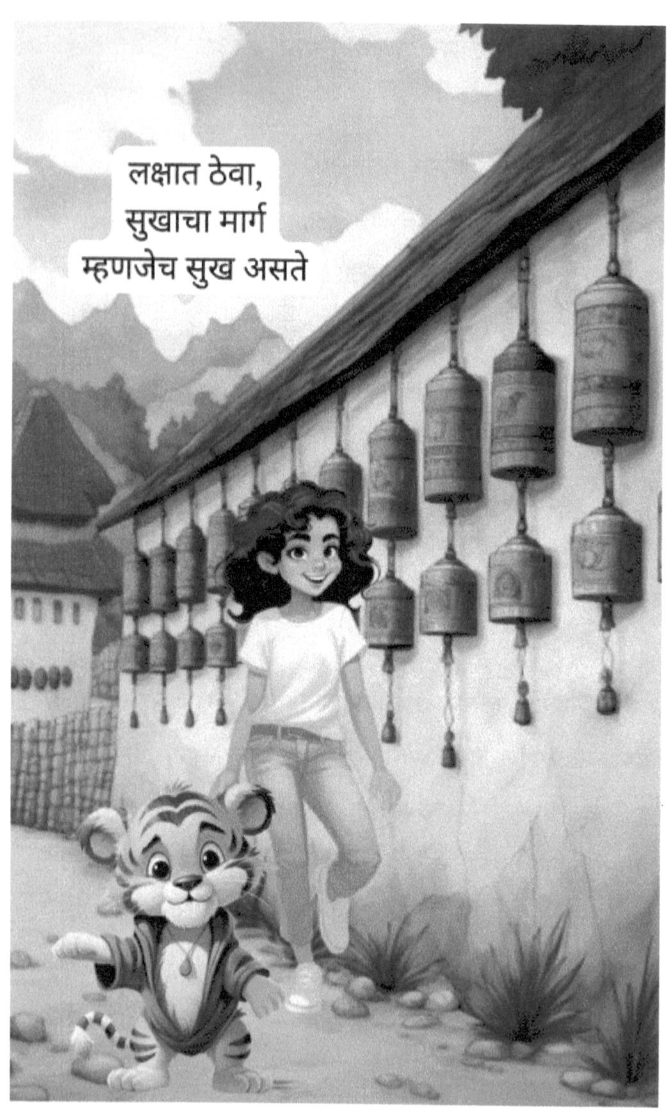

अँग्झायटी टा टा बाय बाय

लक्षात ठेवा, सुखाचा मार्ग म्हणजेच सुख असते

ते म्हणतात, सुखाकडे जाण्याचा मार्ग नसतो,

मार्गावरून जाताना मार्गच सुख देत असतो,

अडचणी उगवतात आणि उभी ठाकतात आव्हाने,

अयाचित संधी म्हणून कवेत घ्यावीत ती धीराने.

करायच्या राहिलेल्या गोष्टींकडे चिंता तुम्हाला ढकलते,

अजून जिंकायच्या राहिलेल्या लढायांची आठवण देते,

या लढाया आहेत प्रकृती, संपत्ती, प्रेम, प्रतिष्ठा किंवा बंधनांच्या,

भीतीला जिंकत गगनाला गवसणी घालण्याचे यत्न करण्याच्या.

तुम्ही तुमचे स्वतःचे योगदान देता निश्चय करीत नव्याने,

तुम्ही मनःपूर्वक पुन्हा काम करता आवश्यक त्या मार्गाने,

तरीही शहाणीव आपली सांगते प्रवास चालू असताना,

कुठले गन्तव्य नसते आपली वाट पहात, आपण जात असताना.

धैर्याने, न थांबता, जीवनाचा प्रवास तुम्ही करत असता,

एकेक दिवसाचे मैलांचे दगड म्हणजे तुमच्या प्रगतीच्या खुणा,

कारण खरे सुख काही अंतिम मुक्कामाच्या स्थळामध्ये नसते,

तुम्ही जीवनाच्या टेकडीवर चढता त्या प्रत्येक पायरीवर असते.

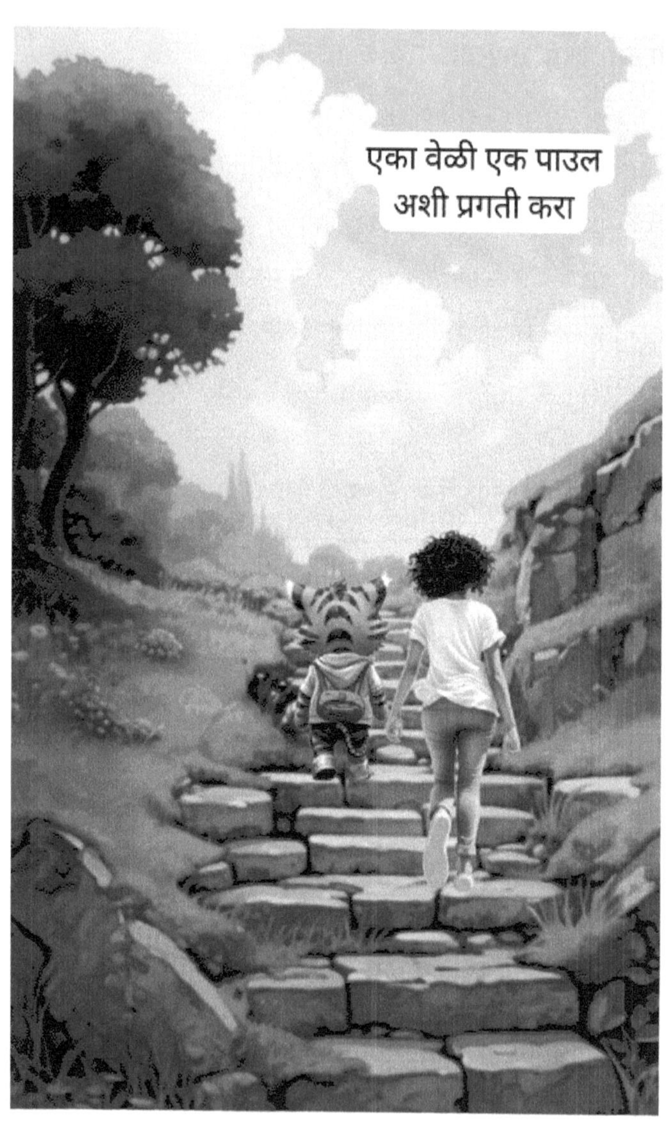

अँग्झायटी टा टा बाय बाय

एका वेळी एक पाउल अशी प्रगती करा

तुमच्या मनामध्ये चिंताग्रस्ततेच्या सावल्या येतात,

चक्राकार नागमोडी वळणे आशंकांची मग उठतात,

अपेक्षांचे ओझे वाढते, तुम्हाला वाटू लागते धास्ती,

कशी राहील प्रकृती वा प्रतिष्ठा वा सुरक्षा वा नाती.

जेव्हा दहशत माजते आणि स्वतःविषयीही शंका उपजतात,

तुमच्या वृत्ती भविष्याविषयी अनामिक भयाने भारून जातात,

एखादी दुर्दैवी उतरण, जिथे विचार करती विश्वासघात,

पण एखादा जादुई ताइत, दूर नव्हे, असतोच आवाक्यात.

तुम्ही शिकता, "आज तुम्ही काय करता, उद्या अनुसरतो त्याला",

जीवनाचे चक्र जरूर फिरते, फारसे दडपण न घेता स्वतःला,

प्रगती किती का लहान असेना, ती जागवते तुमच्या चेतनेला,

फिनिक्स पक्ष्याप्रमाणे मिळते भरारी तुमच्या आत्मविश्वासाला.

तुम्ही असाल तणावात किंवा सैलावलेले, आहे एकच उत्तर,

स्वतःविषयीच्या निवाइयांच्या खेळातल्या बेड्या तोडा सत्वर,

तुमचे लक्ष केंद्रित करा नव्याने, तुमच्या कृती घेऊदेत भरारी,

प्रत्येक छोट्याशा पावलावर तुम्हाला सापडेल तुमची झळाळी.

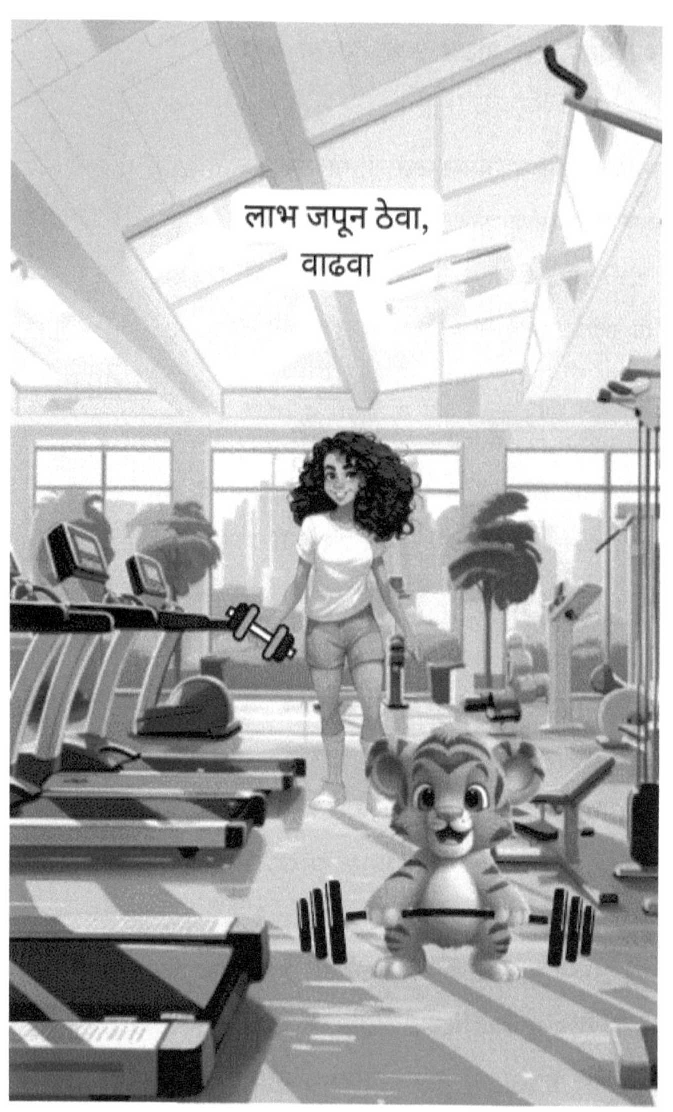

अँग्झायटी टा टा बाय बाय

लाभ जपून ठेवा, वाढवा

या साऱ्या कठीण अशा काळात तुम्ही पुरेसे प्रयत्न केलेत,

शहाणपणाच्या प्राप्तीसह प्रिय गोष्टींत बदल आणलेत,

उद्दिष्टांवर लक्ष केंद्रित झाले, मार्ग झाला अधिक सुस्पष्ट,

आता प्रेम व निश्चयासह जीवन जगावे, भये झाली नष्ट.

आता नाती स्नेहाने बहरली, वेळ नाही संघर्षाला,

हिकमत कल्पकता मोठी मिळाली जीवनदृष्टीला,

सहज जीवनशैली पण स्वतःविषयी आहे प्रामाणिकता,

वेळाविषयी समतोल, महत्त्वाच्या कामांना प्राधान्यता.

चिंता ठरली गुरू, ते आवश्यक पण करारी शिस्तीचे,

त्यातून किती पाठ शहाणिवेचे शिकायला मिळाले,

एवढ्या किंमतीने मिळालेल्या या देणग्या हरवू नका,

त्यांना गमावणे म्हणजे ठरेल मूर्खपणाच लाजिरवाणा.

लक्ष ठेवा नीट, जुन्या रीती, सवयी लौकर सोडून जात नाहीत,

तुम्ही तुम्हीच आहात, त्यामुळे नव्या गोष्टी सहज रुळत नाहीत,

नवीन खजिने सांभाळून ठेवणे अवघड असते जाणता तुम्ही,

जर ते नव्हते कधी तुमचे तर ते जाताना पाहणे बिकट किती,

म्हणून लाभ जपून ठेवा, वाढवा, हा आहे मौल्यवान निधी.

आतासाठी एवढेच.

मजबूत उभे राहा आणि विश्वास ठेवा. सर्व काही बरं होईल. आणि लक्षात ठेवा, या काळात तुम्हाला अनपेक्षित भेटवस्तूही मिळतील.

आभार

विशिष्ट क्रम न लावता तुम्हां सर्व थोरांचे मनतळापासून आभार:

आरएस, एसके, एफयू, एपी, केएस, बीएस, आरसी, एसटी, एलएस, वीपी, एमडी, केपी, एमजे, जीएम, एलसी, आरके, ईजी, एनके

परमेश्वराने तुम्हाला उत्कृष्ट गोष्टी व मला मिळणाऱ्या गोष्टींमधल्याही काही गोष्टी प्रदान कराव्यात. माझ्या वाघूला स्वास्थ्यापर्यंतचा हा प्रवास तुमच्यामुळे करता आला आहे. माझ्याकडे याहून अधिक शब्द नाहीत, पण माझे हृदय कृतज्ञतेने भरलेले आहे.

(मी तुमची नावे प्रकट करत नाही, कारण या पुस्तकाचा स्वीकार व प्रसार यासाठी तुमची सद्भावना व वैधता यांचा मी फायदा करून घेत आहे, असे वाटू नये.)

माझ्याविषयी

माझे नाव पराग आहे आणि मी माझी पत्नी व दोन मुली यांच्यासह पश्चिम भारतात मुंबईजवळ ठाणे इथे राहतो. मी व्यवसायाने *ह्यूमन रिसोअर्सेस कन्सल्टंट* आहे. मी माझ्या *क्लायंट ऑर्गनायझेशनमधील* लोकांना अधिक चांगले काम करण्यासाठी व अधिक चांगले होण्यासाठी मदत करतो.

पँडेमिकच्या काळात एका प्रिय व्यक्तीचे *अँग्झायटी* व *पॅनिक डिसऑर्डर* असे निदान झाले, तेव्हा आम्ही, आमच्या परिवाराने त्याविषयी अधिक शिक्षण घ्यायचे व या विकाराशी एकत्रितपणे जास्तीत जास्त संघर्ष करायचा, असे ठरवले. सातत्याने दोन वर्षे प्रयत्न केल्यानंतर डॉक्टर, उपचारतज्ज्ञ, मित्र व नातेवाईक यांच्या मदतीने आम्हाला यश आले आणि आमची प्रिय व्यक्ती बरी झाली. तेव्हा आम्ही ठरवले की फक्त दुर्दैव असे म्हणून आमचे संघर्ष सोडून द्यायचे नाहीत. किंबहुना आम्हाला वाटले की आमचे अनुभव व शिकलेले धडे अधिक लोकांपर्यंत पोचवावेत, म्हणजे त्यातून त्यांनासुद्धा आपल्या गरजेच्या काळात फायदा होईल.

पुढचे एक पाऊल म्हणजे मोठ्या कष्टाने व क्रमाक्रमाने आम्ही एकत्र केलेली माहितीची सामग्री आकर्षक व परिणामकारक रीतीने सादर करावी, म्हणून मी *जनरेटिव्ह आर्टिफिशियल इंटेलिजन्स (AI) टूल्स* शिकून घेतले व ते वापरले.

आजकाल कविता पुन्हा लोकप्रिय होत आहेत आणि त्यांना व्यवस्थित चित्रांच्या साह्याने सादर केले जाते. अशा स्वरूपाच्या रचनेतून *अँग्झायटी*विषयी बोलणे सोपे होऊ शकते. या कारणासाठी मी कवितांचे सचित्र पुस्तक केले आहे.

तुम्हाला हे आवडेल आणि तुमच्या प्रिय व्यक्तींच्या कठीण काळात ते तुम्हाला उपयुक्त ठरेल, अशी आशा आहे. माझे पुस्तक वाचल्याबद्दल धन्यवाद.